動作法ハンドブック
基礎編

初心者のための技法入門
〈改訂版〉

大野清志
村田　茂　編

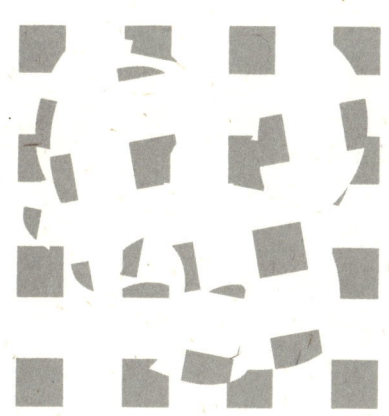

慶應義塾大学出版会

執筆者 ────────────────

大野清志 （筑波大学名誉教授。大妻女子大学名誉教授）

今野義孝 （文教大学人間科学部教授）

長田　実 （倉敷市立短期大学教授）

星野公夫 （順天堂大学名誉教授）

宮﨑　昭 （山形大学大学院地域教育文化研究科教授）

村田　茂 （国立特別支援教育総合研究所名誉所員）

　　　　　　　　　　　　　　　　（五十音順）

推 薦 の 辞

　大野さんからこの本の序文をということでゲラ刷りを頂戴しました。見れば，本書の執筆者リストの皆さんは何れも私たちが脳性マヒの子のための動作訓練法を開発し始めた初期の頃からの仲間ばかりです。それ以来，早くも二十数年を経過してしまいましたが，現在に到るまでいまだにこの分野で仕事を続けていられるのは，この人たちとの連携・協力があったればこそのことでした。もしも，そうしたことがなかったならば，おそらくこの分野の姿は現在のようなものにまで発展することはまずなかったでしょう。

　こうした執筆陣によってまとめられた書物だけに，たいへん分りやすく，具体的に解説がしてあって，さすがこの四半世紀に及ぶ長期間の経験を生かしたものと敬服するほかはありません。

　この本の狙いとするところは"初心者が，実際に技法を学ぶための手引きとなるもの"にしたいというので，"収録した技法は初歩的なものに限られ，すでに熟達した人たちが用いている高度なものは含まれていません。"ということです。

　そして訓練指導の際の姿勢・肢位によって「寝る」，「すわる」，「立つ」，「歩く」という四つの章立てになっています。そして，寝るというところに格別の重点が置かれています。

　この辺の進め方は，私たちが脳性マヒの子に訓練を始めた最初の頃から技法を開発していった歴史的順序と一致しています。当初はまだこうした子たちの動きの特徴もよく分からない頃でしたが，脳性マヒといっても，今から思えば，かなり軽い障害の子が多く，立てる子，歩いている子の訓練が中心で，しかも腕や手，脚や足というような身体の部分的・局部的訓練が課題でしたから，寝かせた姿位で，すなわち立つことからくるよけいな緊張がなるべく少ない状態で，この訓練法がまず開発されていきました。その後だんだん重度化してくるにつれて，立てないどころかお坐りさえもできない子，寝たきりの子などが多くなってきました。こうした子に手首・足首だけとか，腕や脚の屈伸などをやらせるだけでは，彼らのこれからの生きざま，生活，人生にどれほどの意味が

あろうか，というのでさまざまな試みをした結果，先ずなによりもタテになることが重要ということになってきました。ひとはまずタテに生きることが基本だから，訓練の基本もこの線に沿って進めることが必要ということになって参りました。そのために最も進め易い効果的な訓練の手順は，まずお坐りができるようになること，それができるようになったら膝立ち，立位，歩行へということが分かってきました。これができるようになった子のためには，今度こそタテの状態を停止して，ヨコになり，重力から開放されて楽な寝た姿位での部分的・局所的な訓練が生きてくる訳です。したがって，部分的・局部的な動きを課題とするいわゆる単位動作の訓練は初歩的とか基本的というよりも，高度で難しい技術を要する訓練法ということになるでしょう。しかもタテを全く抜きにしたヨコだけの訓練では何の意味があろうかという，動作訓練の存在理由までもが問われ兼ねないことになります。

　私たちが重力フリーの寝た姿位での訓練しか知らなかったころには，こうした動作訓練の基本をなすべきタテになるための訓練は，とても高度な技術のように思えました。でも，実際に取り組んでみると，合理的なやり方さえすれば極めて容易に進められることが分かってきました。しかも，ヨコに寝た肢位ではなかなか定着しにくかった訓練効果が，その全く同じ訓練をタテになった状態で進めると，挙がった効果がいっそう安定したものになるということが分かってきたのです。そのうえ，これは，寝たきりの子やタテになれない子のためばかりか，もうすでに立ったり歩いたりしている子のためにも，あるいは普通に動けるが少しだけ不自由だとか，姿勢に歪みのある子など，以前なら寝た姿位での局部的な訓練をしていたような子にも，タテ肢位のままで訓練した方が有効なことも確かめられてきました。これが今日，私たちの動作訓練における基本として先ず最初に進められるべき"タテ系"訓練法です。

　しかし，こうしたタテ系の訓練法で立位・歩行などもできるようになった子で，なおも手や足などの部分的・局所的な動きをもっとよくするためには，この本で述べられた"寝る"姿位での訓練が有効になるでしょう。その後の"すわる"，"立つ"，"歩く"については今日のタテ系訓練法と同じ順序に述べられています。タテになって，大地の上に重力に対応して自分のからだをうまく立てるためには，全体がダイナミックに制御されるというようなことばにしてしまうと，ただただ難しいという印象しか残りません。しかし，よくみると，タ

テになるときの難しさは，軀幹部についていえば肩や背中・腰が「屈」に，頸や腰が「反」になってしまうためなので，その力を「タテ」に転換しさえすればからだが真っ直ぐ立つようになる筈です。また，立つための難しさも同様に股関節と膝・足首の強い「反」ないし「屈」の傾向なので，その力をタテ直に転換すればよいのです。これは沢山ある関節についてからだの部分や局所を見ているだけでは難しく思えるに違いありませんが，からだ全体がヨコ（反・屈）かタテ（直）かを見てさえいれば至極簡単なことです。最近の訓練ではこのように見所と見方の進歩と共に，訓練法がたいへん簡単になり，同時に効果も大きく挙るようになってきました。

　本書はその意味で私たちが初めて脳性マヒの子と取り組んだ頃の訓練法から入って行きたいと志す方々には極めて有用な役割を果たしてくれる筈です。そして，不自由な子のからだの動きとその部分的・局所的な訓練法を体験するのには非常に役立つでしょう。また，現在のいわゆるタテ系になるまでの座位や立位などで苦労した頃の訓練の仕方などを理解し，身につけるのにも大変に有用でしょう。当時開発中だった手続きや留意点などがとても具体的で，現場に臨んだ時すぐに役立つように企画されてもいるので，ことに養護学校の先生方で，独りで訓練法を身につけたい方々には格好の手引き書となるでしょう。本書を皆様方にお奨めするゆえんです。

　　平成5年初夏

　　　　　　　　　　　　　　　　　　　　　　　　　成　瀬　悟　策

も く じ

推薦の辞　　　　　　　　　　　　　　　　　　　成瀬悟策

☆本書の利用に当たって ……………………………………… 1

Ⅰ．動作法概説 ………………………………………………… 5

Ⅱ．寝 る …………………………………………………… 17

○ 軀幹動作
　1．寝かせ(準備動作)………………………………………28
　2．軀幹の反らし動作………………………………………30
　3．足首の反らし動作………………………………………32
　4．脚の伸ばし動作…………………………………………34
　5．股の開き動作……………………………………………36
　6．脚の開き動作……………………………………………38
　7．軀幹ひねり動作(側臥位)………………………………40

○ 腕動作
　8．腕上げ動作………………………………………………42
　9．腕の内倒し動作…………………………………………44
　10．肘の伸ばし動作…………………………………………46
　11．手首の反らし動作………………………………………48
　12．握る動作…………………………………………………50

○ 発語動作
   13. 舌を緩める……………………………………52
   14. 唇をすぼめる動作……………………………54
   15. 口を横に引く動作……………………………56
   16. 舌を出す動作…………………………………58

Ⅲ. すわる……………………………………………61

○ 頚肩動作
   1. 肩押さえ(準備動作)…………………………74
   2. 肩の開き動作…………………………………76
   3. 背の反らし動作………………………………78
   4. 背・頚の伸ばし動作…………………………80
   5. 頚のすわり動作(補助あり)…………………82

○ 軀幹動作
   6. 腰を起こす動作／1…………………………84
   7. 腰を起こす動作／2…………………………86
   8. 軀幹ひねり動作………………………………88
   9. 胸伸ばし動作…………………………………90
   10. 背伸ばし動作…………………………………92
   11. 頚のすわり動作(補助なし)…………………94

○ 座位動作
   12. あぐら座をとる動作…………………………96
   13. 重心の左右移動動作…………………………98
   14. 姿勢保持動作…………………………………100
   15. 腕上げ動作……………………………………102
   16. 手首の反らし動作……………………………104

17．親指の開き動作……………………………106
　18．握る動作……………………………………108

○ 書字動作
　19．椅子座位動作………………………………110
　20．物を持つ動作………………………………112
　21．点を打つ動作………………………………114
　22．線を引く動作………………………………116
　23．書く動作……………………………………118

Ⅳ．立　　つ……………………………………121

○ 膝立ち動作
　1．腰をいれる動作／1………………………134
　2．腰をいれる動作／2………………………136
　3．膝立ち動作(補助あり)……………………138
　4．膝立ち動作(補助なし)……………………140
　5．上体の前後移動動作………………………142

○ 全身動作
　6．立位動作……………………………………144
　7．脚を折る動作………………………………146
　8．重心の前後移動動作………………………148
　9．片足踏みしめ動作…………………………150
　10．重心の左右移動動作………………………152

Ⅴ．歩　　く……………………………………155

○ 全身動作
　1．片足上げ動作………………………………162

2．足踏み動作……………………………………………164
　　3．脚の振り出し動作……………………………………166
　　4．ゆっくり歩行動作(補助あり)………………………168
　　5．腕振り歩行動作(補助あり)…………………………170
　　6．ゆっくり歩行動作(補助なし)………………………172

Ⅵ．訓練の展開の仕方……………………………175

　1．訓練の計画立案に当たって……………………………175
　2．事例による訓練の組立て………………………………179
　　1）　脳性まひの子供………………………………………179
　　2）　自閉の子供……………………………………………184
　　3）　多動の子供……………………………………………190
　　4）　知的障害の子供………………………………………196
　　5）　重複障害の子供………………………………………199
　　6）　ぜんそくの子供………………………………………206
　　7）　スポーツ選手の心身の改善…………………………211

☆事項解説
　　心理リハビリテイション……………………………………10
　　動作訓練と自立活動…………………………………………12
　　心と身体の動き………………………………………………14
　　モデルパターン動作…………………………………………25
　　ボディ・ダイナミックス……………………………………26
　　緩め方、動かし方のコツ……………………………………68
　　子供の反応の見方……………………………………………70
　　やってはいけないこと………………………………………129
　　脳性まひの子供の訓練のコツ………………………………130

行動変容をねらう訓練のコツ……………………………………160
　　　タテ系動作訓練………………………………………………………221
　　　腕上げ動作訓練………………………………………………………221

☆用語解説

　　　動　作(22)　　動作不自由(23)　　不当緊張(23)
　　　随伴緊張(24)　過度緊張(24)　　　自己弛緩(72)
　　　定　型(72)　　姿勢定型(73)　　　動作定型(73)
　　　Gパターン(132)　動作課題(133)　課題動作(133)
　　　動作感覚(159)　動作体験(159)　　弛緩動作訓練(219)
　　　単位動作訓練(219)　　　　　　　　基本動作訓練(220)

　　あとがき……………………………………………………………………223

動作法ハンドブック・基礎編

――初心者のための技法入門――

☆ 本書の利用に当たって ☆

◇技法の手引きとして

　本書は，これから動作法を学ぼうとしている主として特別支援学校の教師を対象にして編集したものです。動作法の理論について述べられた書物は，すでにかなり公刊されていますが，その技法を中心として紹介した図書は，残念ながら少ないのが現状です。それは，目に見える技法のみにとらわれて，その技法の背景にある考え方がなおざりにされ，正しく動作法を修得する妨げになりはしないかと恐れたことに，主な理由があります。しかし，理論を学ぶことも重要ですが，具体的な方法として，その技法に習熟しない限りは，実際の指導にほとんど役立てることが出来ないということにも一理あります。そのため，初心者が，実際に技法を学ぶための手引きとなるものを求める声が強いことも事実です。このような要望に応えようとして，本書を編集したわけです。したがって，収録した技法は，初歩的なものに限られ，すでに熟達した人たちが用いている高度なものは含まれていません。

◇本書の構成

　本書は，動作法の概要を「Ⅰ　動作法概説」として述べ，Ⅱ以下の章では，訓練指導の際の姿勢・肢位によって，「寝る」，「すわる」，「立つ」，「歩く」という四つの章立てになっています。この姿勢・肢位ごとの章に訓練指導の基本的な単位（モデルパターン動作→　25ページ）に即して，その技法の説明があります。Ⅵでは，実際の子供の訓練指導の展開例について，事例を交えて紹介してあります。

◇まず動作法の概要の理解が大切

　だれでも，「役に立つ技法を手っ取り早く身に付けたい」と，考えるのは一応もっともなことですが，ひとまず，その技法の背景となっている理

論等の概要を，大雑把にでも頭に入れておくことは必要です。そのために，最初の章に「動作法概説」が設けられているのです。ここにざっと目をとおしてから，当面，対象としている子供の指導に関係のありそうなⅡ以下の章の導入の解説を読んでみて下さい。具体的には，「寝る」，「すわる」，「立つ」，「歩く」の章の解説には，それぞれの姿勢・肢位における動作（→ 22ページ）の評価と訓練の進め方を中心に解説してあり，そして，それと関連づけてその後のページに，訓練指導の基本的な単位（モデルパターン動作）が配列してあります。したがって，章ごとの解説を読んでから，それぞれ担当している子供に対して，どんな指導をしたらよいかの手がかりを得て，実際の技法の説明を読んでほしいものです。

◇訓練の流れの要点を図解

　ⅡからⅤの章には，動作法（主として動作訓練）の技法を具体的に学べるように，訓練指導の基本的な単位（モデルパターン動作）ごとに，そのねらい，手順，注意すべき点について簡潔に説明し，併せて，その手順の概要を図で示してあります。そして，実際の指導の際に手元に置いて活用しやすいように，モデルパターン動作ごとに見開き2ページにまとめてあります。

　また，図は，訓練の手順が分りやすいように，それぞれ4点程度のポーズに分けて示してあります。これは，そのようなポーズを厳密にとらなければならないという意図で掲げてあるわけではありません。あくまでも訓練の流れと要点がつかみやすいように，図示してあることを忘れてはなりません。したがって，図を見て，子供を図の形そのままに当てはめるような指導を絶対にしてはならないことは，もちろんです。

◇理解を助ける解説記事

　動作法概説や章ごとの解説及び訓練指導の展開例は，出来るだけ簡潔に述べようとしているために，専門的な事項や用語の説明を省いていることが多いと思われます。それを補うために，事項や用語の解説のページを所々に織り込んでありますので，必要に応じて該当の箇所を参照して下さ

い。
　なお，解説してある事項と用語は，目次に示してあります。また，事項解説や用語解説及び必要なモデルパターン動作の項を参照してほしい箇所には，文中に（→　○○ページ）のように記載してありますので，そのページの記事を読んでみて下さい。

◇評価に役立つ資料
　訓練指導の前後に，身体各部位の緊張の状態を評価することが，動作訓練を効果的に進めていくために，大変役立ちます。その評価のための資料に，主として脳性まひの子供に用いられているボディ・ダイナミックス（→　26ページ）の図がありますので，それを活用して下さい。

◇究極は自己の心のコントロール
　本書は，主として障害のある子供について，動作の自己コントロールの力を改善させるための技法を中心に述べてありますが，そうであるからと言って，単に形だけの技法の習熟にとらわれてほしくないのです。ちなみに訓練指導の展開例として，スポーツ選手の心身の改善の事例を紹介してありますが，これは，身体の自己コントロールが，究極において自己の心のコントロールに結びついている（心と身体の動き→　14ページ）という一つの典型を示しているのです。したがって，動作法は，障害のある子供たちばかりでなく，広く心の健康をねらって，一般の人々にも適用出来ることを示唆しているのです。本書は，入門書という性格もありますので，そこまで十分に述べてありませんが，このことをも十分に踏まえて，動作法の技法の修得に努めてほしいものです。
　なお，行動改善，心の健康，スポーツへの技法の適用については，『動作法ハンドブック・応用編』にその手順の実際を説明してありますので，同書を参照して下さい。

　　　　　　　　　　　　　　　　　　　　　　（村田　　茂）

Ⅰ. 動作法概説

1. なりたち

　この技法を開発した初めの頃は，動作訓練法と呼んでいました。当時，教育に携わる人たちも，心理学を学んでいる人たちも，脳性まひについては生理学的な見方を教えられていました。「脳の損傷に基づく運動機能障害である……」という言い方がそれです。肢体の不自由もその流れの中で理解していました。確かに，脳性まひの定義はそれでいいのかもしれません。しかし，この言い方が，脳性まひの子供の不自由の全てを決めるものであるとすれば，教育や心理学の立場から，不自由そのものに指導の手を差し伸べることは不可能になってしまいます。そこで，脳性まひと言われる人たちの不自由について，心理学的な見方・方法が立ち入る余地はないのか，その可能性の有無を検討して見ようと考えたのが，動作訓練法を開発する発端でした。また，研究を進める基本には，生理学的な障害そのものではなく，その障害をもっている人の行動の問題として，体の動きについての不自由を見ようという考え方がありました。

2. 不自由の出来方

　普通は，心が安定し，行動が明るく活発になれば，行動の一部である体の動きも，少しは円滑になるのではないかと考えます。このような意図で，集団遊戯療法を利用することがあります。そこで，脳性まひの子供たちに集団遊戯療法を実施して，明るく活発になることで，不自由が少しは軽減されるものか，両者の間にはどんな関係があるものかを調べてみました。ところが，心が明るくなり，活発になった子供ほど，予想に反して不自由の度が増してしまうという結果が出てしまいました。尖足が強くなったり，腕が突っ張って曲がりにくくなったりするだけではなく，頸や肩のあたり，軀幹部や腰回りなどに固く力が入って，全身の姿勢がより脳性まひらしい形にゆがみ，全体の動きも非常にぎこちない状態になってしまいました。活発に動けば動くほど不自由が強まってしまうという結果でした。同じような経過は，発達の中にも見られました。

脳性まひの子供の動作の発達過程を詳しくたどってみると，彼らが遅ればせながら体の動きを獲得するにつれ，それを妨げるかのように身体各部に，突っ張りの状態，つまり不当な緊張（→　23ページ）が発生し，年齢が増えるにつれて，それが次第に強化され，次第に不自由な肢体の格好が形作られ，動きそのものも妨げられてくる経過が明らかになりました。

3．催眠性自己弛緩と不自由の解消

　脳性まひの子供の強い突っ張りが，催眠状態で，とにかく自らの努力によって比較的容易に自己弛緩出来ることを確かめることが出来ました。そして，多くの脳性まひの子供が，体を緩めると，不自由な肢位が減少し，今まで動かせなかった手足がかなり自由に動かせるようになること，その状態で継続して手足を動かしても，通常，覚醒の時とは違って，不当に緊張が高まったり，不自由な肢位や動きにならないことなども分かりました。心理的な手続きである催眠性の弛緩によって，それまで力が入りっぱなしで，簡単な動きをするのもきつかった体を緩めることが出来，しかも，そこが動かせるようになるのなら，それは中枢性の運動障害と言われるものとは違うと考えることが出来ます。これなら，心理学でも手におえると言えます。

4．運動障害と動作障害

　以上に述べてきたように，脳性まひという生理学的な障害と，脳性まひの子供の不自由とは，それぞれ違う現象を指していると考えた方がよいということが分かってきました。脳性まひの子供の不自由とは，必ずしも中枢性の運動機能障害だけの問題ではありません。今まで考えていたように，生理学的なレベルの問題であるとするだけでは，十分に理解が出来ないというわけです。彼らの不自由は，人が体の動きを獲得する発達の過程で，動かし方をうまく学習出来ていなかったとされる部分がかなりあります。不自由という現象は脳性まひそのものでなく，脳性まひの子供の動作の問題であることを明確にしたと言えましょう。他方，不当緊張が処理された段階で，身体各部位の動きを調べると，そのあと自発的に動作が出現する場合と，更に適切な緊張動作の仕方を学習しないと動かせるようにはならない場合の二通りがあることも分かりました。

　彼らには，なにか一連の動作を終えた後，その動きに関係した緊張の処理が

完結せずに，動かすために入れた緊張が残存・蓄積されて，次の動作を妨害するだけでなく，当の動作に必要な緊張の仕方そのものが適切に行えないことも見られます。更に，動作の獲得に伴う不当緊張の蓄積とは別に，動作の不自由に関連するものとして，乳幼児期に存在する胎児性緊張と，それによるGパターン（→ 132ページ）の問題があります。脳性まひの子供には，このGパターンを自らの力によって破壊しにくいことが，適切な動作の獲得を妨げる上で大きな意味をもっていたことも，次第に明らかになってきました。以上の事柄は，脳性まひの子供の不自由が，発達過程での動作学習の困難から由来する内容を多分にもっていることを示しています。そして，脳性まひの子供の不自由は運動障害というより，動作障害といった方が，その内容を的確に述べることになると言えます。動作の障害なら，心理学の問題であり，教育における指導の問題として取り上げることも可能になります。Gパターンの処理も含めて，その不当な緊張を処理する能力を身につけさせ，適切な緊張と弛緩を含んだ動作の仕方を学習させることによって，彼らの不自由動作を著しく改善しうる可能性を示したことになります。動作訓練は，この動作の障害をねらって，適切な動作の発達を促進したり，動作の能力を高めるために行う技法なのです。

5．動作訓練法

しかしながら，催眠下での弛緩状態が，日常的な場面で利用出来るまでには持続しないこともあったので，訓練法の開発は，通常の覚醒状態で試みることになりました。研究は，動作の遂行に関係する心理的な因子の発見，並びにその学習の条件を詳細に検討し，学習場面における援助・指導の方法を実際に試して見つけるなどの実際的な方法で進めました。不自由の変容に伴う学習内容の詳細な分析などから，よりよいやり方を吟味したり，臨床的な探索も行いながら，現在，動作訓練法と呼ばれている，人の動作能力の開発を意図した独特な技法と，それによる新しい動作理論を作り出すことが出来ました。

訓練法の構成は，身体各部位の不当緊張を自ら弛緩させる方法を学習する弛緩動作訓練（→ 219ページ），適切な緊張と弛緩のバランスを細かく調整する単位動作訓練（→ 219ページ），全身的に適切な緊張と弛緩のバランスを調整し，適切な緊張の仕方を積極的に学習する，座位，立位，歩行，書字動作，発声・発語動作等の基本動作訓練（→ 220ページ）から成り立っています。

弛緩動作訓練では，自己弛緩の学習条件を，弛緩の経過に合わせた定型を押さえるやり方で設定します。実施するに当たっては，指導者が手を添えてはいるのですが，練習を進める主体者である脳性まひの子供が，自分の力で弛緩の経過を効果的に制御出来るように，彼らの体の動きを受容したり，十分支持してやれるような援助をすることが必要です。単位動作・基本動作訓練では，一部位又は全身にわたる部位を含んだ単純な動作を取り上げて行います。この場合，日常生活動作は，訓練のモデルパターン（モデルパターン動作→ 25ページ）としては不適切であり，日常生活動作を練習としてドンドン行わせると，かえって不当緊張を高めてしまうことが分かりました。

動作訓練法の顕著な効果は，これまでに多くの臨床的な研究論文によって発表され，今日では，その効果は十分に証明されたといってよいと思います。

6．動作法への発展

最近になって，本来は動作の改善のために開発されたこの方法が，それだけにとどまらず，自閉・多動児，重度知的障害児，重度・重複障害児に適用してみると，その行動・動作の改善に著しい効果を示すことが，発見されました。現在までに，多くの臨床例によって，その顕著な行動変容の状況が確かめられ，変容過程の分析を行って，それに関わる動作の要因が報告されています。障害をもった子供たちが，弛緩動作訓練，適切な緊張動作の訓練を行う経過の中で，それまで曖昧なままにしか存在しなかった，自分の体とその動作を，自己の操作の枠内に取り込んで，それらを自分の操作可能な対象としてしっかり位置づけます。このように，自己の全体の枠組みを，改めて積極的に認知出来るようになることが，外界に向けての制御された自己の働きを活発にし，選択的な認知能力を育て，行動の自己制御能力を高めていると考えることが出来ます。こうなると，動作訓練法は，動作能力を高めるだけの目的で利用するとは限らなくなりました。動作の課題を解決することは，むしろ一つの手段で，この手段が，いろいろな目的のために利用されることになります。そして，適用の範囲が広がり始めた頃から，動作訓練法は手段として見た方がよいだろうというので，動作法と呼ぶようになりました。

適用の対象が違っても，また呼び方が違っても，もともと動作訓練法と動作法は一つのものです。技法の中身は全く同じであることは，言うまでもありま

せん。ただ，対象によって，どのモデルパターンを使うのが適当かということがあります。動作そのものの改善を意図して行う場合と，動作の改善はあっても，それよりも行動の改善が主たる目的になる場合とでは，全部のモデルパターンを必要とするか，一部のものでよいか，自ずと決まることです。このように動作による方法は，行動の変容を意図する方法としても，従来の心理療法にはない発想を含んでおり，また，これまでにない効果をも示すものであることが分かってきました。このことによっても，体は単なる生理学的な存在ではないことが理解出来ると思います。

7. 動作法とその適用の発展

次いで，動作法を精神分裂症者にも適用したところ，対人関係の改善に効果を示すことも見つけました。このように，動作法の適用範囲は，障害をもった者にとどまらず，どこまで適用可能かについて検討の余地があるというわけです。現在では，その適用の範囲が，ノイローゼや不適応行動の改善に，また，スポーツ選手のコーチングの技法としても，更には老年期の心の再活性化，日常の精神的健康を保持する手だてとしても使うまでに広がってきました。

動作法が行動変容に対して大きな意味があるという発見は，動作制御系が，行動に対しても，これまで気のつかなかった新しい意義をもっていることを示唆しました。そして，行動変容に先行する主体の体験過程や認知機能についても，なお新しい見地からの検討を進める必要性も出てきました。

初めの頃，脳性まひの子供にだけ動作訓練をやっていた時は，体の動かし方だけに目が向いていました。そこでは，主体の自己の活動の仕方を教えていたわけであり，それによって自己の活動の仕方が整ってくれば，心のもち方が変わってくるのは当然です。これまでのように，脳性まひの子供に，不自由動作を改善することを意図して動作訓練を行った場合にも，その効果は，動作の改善の問題だけでなく，人としての行動全てを覆う豊富なものを含んでいたことは，今更言うまでもないことです。

（大野清志）

☆事項解説

心理リハビリテイション

　動作課題の解決を目ざした臨床心理学的な技法と理論の体系に対して，動作法という呼び方をします。その動作法による個別の指導を中心において，遊戯療法，集団面接，グループのレクリエイション活動，生活訓練，その他各種の心理的な面接法や指導法を組み込んだプログラムによって行う，総合的な活動を指して，心理リハビリテイションと呼んでいます。一見して，「自立活動」と似ていますが，自立活動そのものとは違います。（動作訓練と自立活動→　12ページ）

　すなわち，心理リハビリテイションは，まず第一に，障害をもった子供たちを対象として，彼らの動作の不自由や行動の改善を意図しています。更に第二には，その中に含まれる諸活動相互の有機的な関連によって，子供の心を全体的に成長させ，その発達を促すことを目標にしています。学校教育において児童生徒の全人的発達を目標とし，それを実現するための教育課程の1領域を占めている自立活動と，心理リハビリテイションとは似てはいますが，違っていると考えた方がよいでしょう。この方式を参考にすることはよいのですが，心理リハビリテイション自体が動作を含んだ子供の全人的発達をねらって行われる，一つの独立した臨床心理学的な方法でありますので，これをそのまま学校教育の場に導入することは，教育課程上の自立活動の位置付けからして間違っています。

　これまでリハビリテイションの分野で，心理学は様々なサービスを行ってきました。例えば，各種の心理検査を行ったり，生活指導，職業指導，適応についてのカウンセリング等を通じて，その役割を分担してきました。しかし，この限りでは，心理学が，ごく一般の人たちを相手にして行う援助の方法と同じです。しかし，これだけでは，心身の障害そのものを十分に取り扱うことが出来なかったという難点がありました。すなわち，行動の一つの重要な柱である「からだ」の操作に関する問題は，古くから，生理学的な観点によって見るべきものであると決めてしまい，心理学独自の立場からそれを理解しようとはしませんでした。このような流れの中で，脳性まひの子供の不自由について，従

来の生理学的観点によらない，全く新しい心理学的・行動学的な立場からの見方と，それに基づく動作訓練法が開発されて，これに従来の諸種の心理療法を組み合わせた総合的な働きかけを行うことが出来るようになりました。

　この構想をもつようになった契機は，①集団遊戯療法等，従来適用してきた心理指導法だけによって脳性まひの子供の心理的活性化を図ると，逆に身体各部位の不当な緊張が強められ，不自由が増してくること，②日常的な動きを連続して，繰り返し練習させると，使用した身体部位の緊張が同じく増大して，体の動きが極度に悪くなるなどを発見したことでした。つまり，従来のように心理指導を実施して，心理的な活動性を高めるだけでは，かえって脳性まひの子供の不自由さを増大させてしまうのです。心理的な対策と併せて，体の動きそのものを整えるための対策を講ずる必要があることがはっきりしたのです。障害をもった子供たちには，行動の重要な柱である動作の不自由にも十分な対処をしながら，従前の心理指導も行い，この両面から，行動に対して総合的な指導活動を展開することが，効果を上げるためには必要であり，よい方法だということが分かりました。

　更に最近になって，動作訓練に含まれる動作課題（→　133ページ）の解決過程が，脳性まひの子供の動作能力を高めるだけでなく，その性格・行動までに改善が見られたり，又は発達を促進することなどに効果のあることが分かりました。また，同様に，自閉や多動の子供，重度・重複障害児，分裂症の人などの行動を改善したり，心を活性化するのに十分な効果のあることが臨床的に確認されました。このような事実によって，心理リハビリテイション活動の対象が飛躍的に広がってきたと言えます。

　具体的な活動の進め方は，内容がかなり濃密なので，時間を有効に使おうとして，よく宿泊形式で実施されます。期間は，1泊から1週間にわたるものまであり，かなり幅があります。これに限らず，毎週特定の時間に継続的に行うやり方も，相談室などでは行っています。この場合には，時間が制約されているので，動作法の実施が中心になってきます。　　　　　　　　　　　（大野清志）

☆事項解説

動作訓練と自立活動

　動作訓練法は，自立活動の指導に当たって適用出来る有力な理論・方法であります。もともと動作訓練は，肢体不自由児，特に脳性まひの子供について発想したもので，それは，「意図→努力→身体運動」という「動作」（→ 22ページ）の行動図式に照らして，本人（主体）の努力にもかかわらず，意図的な動きと現われた身体運動との不一致が生じ，それがその場における適応を困難にしていると捉えて，その本態を動作不自由と特徴づけ，この改善のための訓練を「動作訓練」とする考え方であります。

　「自立活動」は，平成11年の特別支援学校（当時，盲・聾・養護学校）の小学部・中学部学習指導要領等の改正に伴って，従来の「養護・訓練」という名称から改められたもので，教育課程編成上の一領域です。それは，「個々の児童又は生徒が自立を目指し，障害による学習上又は生活上の困難を主体的に改善・克服するために必要な知識，技能，態度及び習慣を養い，もって心身の調和的発達の基盤を培う」ことを目標としています。なお，ここで「自立」とは，児童生徒がそれぞれの障害の状態や発達段階等に応じて，主体的に自己の力を可能な限り発揮し，よりよく生きていこうとすることを意味しています。

　学校の教育活動として行われる自立活動の指導は，障害のある児童生徒に対して，障害そのもの（生理的損傷）を対象として行うものではなく，障害（生理的損傷）に基づいて成長・発達の過程において生じたひずみやつまずき（「障害による学習上又は生活上の困難」）に対して，主体的に改善するために行うものです。したがって，障害児童生徒にとって，そのようなひずみやつまずき，つまり，心身諸機能における能力的制約の改善を図る指導が必要なのです。そして，そのような指導を通じて，又はその結果として「心身の調和的発達の基盤を培う」ことになるのです。このように自立活動は，障害そのもの（生理的損傷）を取り扱う医療とは，明らかに異なっているということが出来ます。

　肢体不自由特別支援学校においては，脳性まひの児童生徒をはじめとして肢体不自由児に対して，主として動作の改善を目指して，自立活動の指導が行われます。つまり，動作が不自由又は困難な児童生徒に対して，その困難を克服

し，不自由を改善して動作スキルをよりよく高めるために，自立活動の指導が行われるのです。そして，この指導に当たっては，「動作訓練」の考え方が，肢体不自由特別支援学校の教師にとって比較的受け入れられやすいといえます。

動作訓練は，自己の意図に沿った身体運動が出来るようにすること，つまり，身体運動の意図的制御の技能の向上を図ることを目ざして行われるものです。このためには，児童生徒自身が自らなすべき課題を設定し，その解決のために児童生徒自身が努力をし，解決によって生じた自己の変容を自ら認知するという行動変容の過程を経ることが必要です。このときの教師の役割は，児童生徒自身が課題（動作課題）を意識化出来るように援助すること，課題解決の方法を理解出来るように援助すること，こうして変容された自己への認知を援助してやることであります。

このように具体的な動作課題（→ 133ページ）を児童生徒に与え，児童生徒自身がそれを遂行（解決）出来るように教師が援助するという活動が中核となっている「動作訓練」は，教育的な考え方を基盤にしています。このことによって，脳性まひの子供だけにとどまらず，多くの肢体不自由児を対象とする自立活動の指導の方法として，今日，肢体不自由特別支援学校においては，有力な地位を確立しています。

また，動作訓練法の発展として，いわゆる行動問題児に対して，腕上げ動作コントロールのための動作訓練法を適用した結果，子供の行動に顕著な改善が見られたことによって，「子供が大人の援助の下に課題動作を遂行することをとおして，動作の主体者としての自己意識の確立を図る方法」として有効であることが明らかにされました。そして，これを「動作法」と呼ぶようになりました。要するに，動作訓練を心の働きを活性化するための指導法として発展させたものが，動作法なのです。

このように，動作訓練は，広く障害児の行動変容を意図した動作法へと広がるとともに，肢体不自由特別支援学校だけでなく，知的障害特別支援学校における自立活動の指導にも取り入れられるようになりました。また，肢体不自由特別支援学校に在学する重度・重複障害児に対する自立活動の指導については，動作の改善をねらいながら，課題動作をとおして主体者としての児童生徒の自己意識の確立に援助することを目ざした動作法の立場に拠ることが，より必要であるといわれています。

（村田　茂）

☆事項解説

心と身体の動き

1．心と身体の動きの取り上げ方

　これまで，心と身体の問題を取り上げるとき，よく心身相関とか，心身一如という言葉が使われています。これは，古くから心理学でも興味のある研究課題として話題にされてきました。すなわち，心の状態や，心の動きに応じて，身体に様々な反応が現われるということで，心と体は共に動き，一体の関係にあるということを意味しています。しかし，この考え方の範囲においては，心と体は，次元の違う存在であることが前提です。しかも，この場合は，感情や情動と，自律神経系や内臓の動きなどの不随意筋の様々な機能との関係を扱っているもので，ここでの身体の問題は，明らかに生理学的な次元の現象です。

　一方，心の状態を表現する身体の現象として，表情と呼ばれるものがあります。例えば，悲しいとか嬉しいとかは，顔面などの随意筋の動きとして表現されるというわけです。更に，行動のまとまりの一部として，心が明るい時には行動も活発で，体が円滑によく動いているなどとも，よく言われることです。上がっていると運動が阻害される，という現象もこの考え方で説明してきました。これらも，ある心の状態が起こることによって，体の動きの質が決ってくると考えているわけなのです。

　心は，体の動きを決めるという意味で大変重要ですが，この限りでは，身体の動きの部分は，心理学的な捉え方をしているわけではありません。体の動きには，運動という用語が使われているので，やはり生理学的なレベルのものと考えることが出来ます。運動を円滑に，また，時には活発にさせるためには，心を平静に保ったり，健康な状態に保つ努力をさせるにとどまります。つまり，体の動きを心理学の枠の外で考えているわけですから，それに直接働きかけることは出来ません。それに加えて，単に運動という概念で見ている限りでは，体の動きを人が思うままに操作するという部分が抜けてしまいますので，行動のような目的的な活動が行われる仕組みを説明するためには，極めて不十分と言えます。

２．動作における心とは

　ところが，特に体の動きに焦点を絞って，動作（→ 22ページ）という観点からこれを見ると，心と体の動きは，同じ自己の行う主体的な活動を含んでいることから，何れも心理学的な活動そのものということになります。このように，人の活動の過程をどの次元で理解するかによって，それぞれの働き方のつながりが違ってくるというわけです。

　人が行動する時，感情や意思，願望を受けて，体をどのように動かそうとするかを決める心理的な過程があって，行動がまとまりのある活動として進行することになります。体の動きの仕組みは，神経系や筋肉，骨格など，生理学的な構造の問題ですが，人が自分の思いどおりに体を動かす仕組みは，動作の過程なのです。動作には，意図を実現する努力の過程があり，身体運動を引き起こす自己の活動の結果が動作です。それは，主体者である人が自分の体に積極的に働きかけていることを意味しています。つまり，努力とは，心が身体運動の次元を制御している一連の過程のことです。ここで，心が意図や努力の過程に関与していると言いましたが，言い換えれば，動作の意図があって，その動作を進行させる努力という過程があるということです。したがって，普通に使われる，その人の考えている意図とは違います。この場合の努力も同じです。

　最近，体の動きを練習することによって，その人の心のもち方，ひいては行動が変わることが分かりました。具体的には，自閉や多動の子供，ノイローゼの人の行動を変えるために，動作法を利用するやり方です。この場合，動作の練習によって，自己活動が活発になることを意図しています。これも，自己の活動の仕方を練習することに意味があります。単なる運動では，自己活動がからんでいないので，心のもち方，行動までを変える原動力にはなりません。それに対して，動作を練習することによって，改めて自分の体を主体的に操作することにつながり，自分の体を自分の制御の枠内に位置づけ再確認をすることになります。このことが，行動を変えることに関係するのです。

　心と身体の動きは，このように動作という主体的な活動を考えることによって，初めて，統合された関係を成立させていると言えます。　　（大野清志）

II. 寝　　　る

1．寝ることの意義

　寝る姿勢は，子供が最も体に力を入れる努力をしなくても保持出来る姿勢です。また，指導者にとっても，身体各部位に入る不必要な緊張を押さえやすい姿勢でもあります。そのため，寝る姿勢は，特定の部位の動作を行う時に，他の部分に力を入れさせずに，ねらいとする部位だけの動作を行いやすい面があります。したがって，寝る姿勢においては，座位や立位などの姿勢ではとても気持が向けられなかった身体各部位の動作も，一つ一つを区別して訓練しやすいと言えましょう。

　一方，寝た姿勢で特定の動作が出来るようになっても，座位や立位などの姿勢では，その動作が出来ない場合も見られます。これは，不必要な部分に入る緊張が寝る姿勢の中で「押さえられる」ことによって，どちらかというと受動的な姿勢で，特定の動作が上達したように見えるからです。そのため，寝た姿勢の中では，一度は覚えたように見えても，それを日常場面で自分で使うことがむずかしい場合も見られます。このように，寝たままの状態では，出来る動作がきわめて限られてしまう傾向がみられ，そのために，寝たきりの子供の中には，身体的にも体が平たく変形してしまう場合も見られます。

　このようなことから，近年の動作訓練では，寝る姿勢での訓練だけを単独で実施して効果を上げようとすることは少なくなっています。むしろ，座位や立位，歩行などの他の姿勢での訓練を進めます。そして，そのような姿勢での訓練では，解決出来ないような身体各部位の動作についてのみ，寝た姿勢で整えていくことが行われています。その意味で，寝る姿勢での訓練は，他の動作の基盤づくりとしての意義があると言えましょう。

2．寝る動作の評価と訓練の進め方

　寝る動作は，次のページの図1のような流れで評価を行うとともに，訓練を進めます。図の中の四角形の中には28ページ以降に解説するモデルパターン動

作(→ 25ページ)を掲げてあります。そこでは,そのモデルパターンの動作状況を評価したり,その訓練を実施することを示しています。また,ひし形は,教師の判断を示しており,モデルパターン動作のどこに問題があるのかを判断したり,その動作がどの程度上達したかを評価して,その後の訓練内容を判断します。

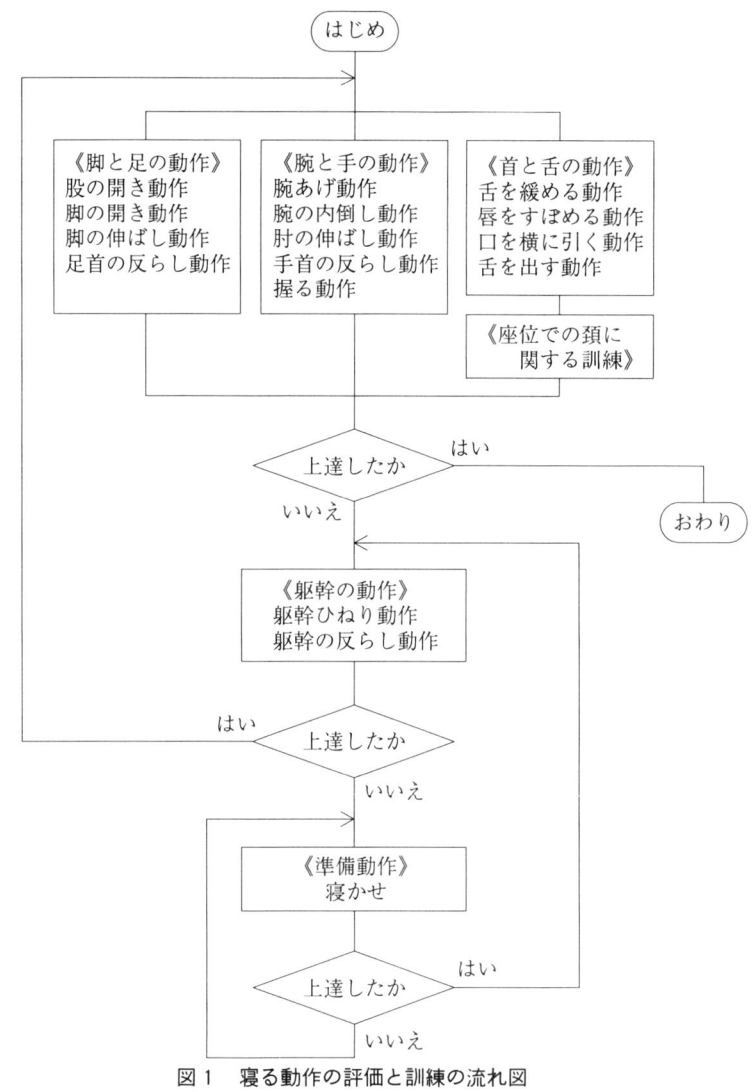

図1　寝る動作の評価と訓練の流れ図

寝る姿勢での動作は，座位や立位などの姿勢では上達がむずかしい動作について，問題点を確かめ改善するために行われます。まず主として問題となる動作が，次の四つのどの部位の動作であるかによって，それぞれ評価すべき動作が異なってきます。
　○脚と足の動作
　○腕と手の動作
　○口と舌の動作
　○軀幹の動作

　まず，座位や立位動作の中で，脚と足の動作の問題の改善が困難な場合には，寝た姿勢で次の四つの動作について，どのような問題があるかを調べていきます。具体的には，それぞれの動作のどの部位に強い緊張があるのか，体を寝かせて他の身体各部位の力を抜いた状態では，ねらいとする動作がどの程度出来るのかを見ながら訓練を進めます。

　例えば，足首の緊張が強くて，自分ではほとんど動かすことが出来ないような場合には，立位姿勢をとらせた時に無理な負荷が足首にかかって捻挫などを起こす場合があります。そのような時に，事前に寝た姿勢でどの程度足首が動かせるのかを調べておいて，立位動作の訓練に堪えられるかどうかを判断していくことが重要です。
　○足首の反らし動作
　○脚の伸ばし動作
　○股の開き動作
　○脚の開き動作

　また，座位姿勢での書字動作などで，腕と手の動作の改善に困難が見られる場合には，次の五つの動作について訓練を進めます。特に，すわった姿勢と違って，寝た姿勢では軀幹や肩をしっかりと補助することが出来ます。そのような不必要な緊張を入れない状態で，次の腕と手の動作にどのような問題が見られ，どの程度動かせるのかを調べるとともに，訓練していくことが大切です。
　○腕上げ動作
　○腕の内倒し動作
　○肘の伸ばし動作
　○手首の反らし動作

○握る動作

　発声・発語や食べる動作に問題がある場合には，口と舌の動作として次の四つの動作にどのような問題があるかを調べるとともに，訓練をしていきます。これらは，発声・発語のための呼吸動作や発声動作の基礎となる課題で，このような動作の練習をするだけで発声や発語が改善される例も少なくありません。

○舌を緩める

○唇をすぼめる

○口を横に引く

○舌を出す

　なお，寝た姿勢での口や舌の動作訓練がなかなかうまく進まない場合に，頚や肩などの緊張が関係している場合があります。そのような場合には，座位での頚に関する訓練として，次のような訓練をすることが大切です。こうして肩や頚の動作が改善するのに伴って，口や舌の動作も学習しやすくなってきます。

○肩の開き動作(→　76ページ)

○背・頚の伸ばし動作(→　80ページ)

○頚のすわり動作(補助あり)(→　82ページ)

　このように，口と舌の動作は，肩や頚の動作と関連していますが，脚と足，腕と手の各動作も，軀幹の動作と関連しているのが普通です。例えば，左肘を曲げて，右腕を伸ばし，首を右に向けているような姿勢では，たいてい軀幹部にもひねるような緊張が見られます。このような場合に，肘や腕だけを取り上げて訓練を続けても，上達しない場合があります。そこで，軀幹をひねる訓練を先にして，軀幹部の動作を整えておいてから再び腕や肘の動作を行うと，今度は次第に上達していくことがあります。このように，寝た姿勢での一つ一つの動作と軀幹の動作との関連を調べながら，訓練を進めていくことが大切です。

　なお，座位で体を右に曲げているとか，猫背がひどいなど，最初から軀幹に問題がある場合には，脚と足，腕と手，口と舌の訓練をとばして，最初から次の軀幹の訓練を試みていきます。

○軀幹のひねり動作

○軀幹の反らし動作

　寝た姿勢での訓練をしようとしても嫌がったりする場合には，訓練の準備状

態として，指導者の働きかけを嫌がらずに訓練の姿勢をとれるようにするために，次の訓練から始めることが必要になります。

　○寝かせ

3．寝る動作の訓練で注意すること
　（1）　課題となる動作の部位，方向，強さを明確にする。

　寝た姿勢での訓練は，最も基礎的なものが多くなっています。したがって，他の姿勢では困難な課題も，寝た姿勢の中では，なんとか解決の糸口を見つけていくことが求められます。そこで，課題となる動作の部位や方向を，子供に明確に体験させるような体の押さえ方が重要になります。そのためには，随伴緊張（→　24ページ）を押さえて弛緩した姿勢を整えた上で，課題とする部位の押さえ方と動かす方向に細心の注意を払うことが必要です。と言うのも，ベテランの指導者と同じように押さえているつもりでも，子供の動作感覚（→159ページ）は大きく違う場合も見られるからです。

　（2）　指導者の補助が強くなりやすく，子供が受け身になりやすい

　上述のように，寝た姿勢で扱う動作が基礎的で困難な動作であるほど，指導者が子供の体をしっかりと押さえて目的とする動作を明確にする必要があります。このことは，反面，指導者の補助が強くなりやすく，子供自身は受け身になりやすい危険があることを示唆しています。動作の学習には，子供が自分で動かしたという主体的な動作体験（→　159ページ）がなによりも重要です。弛緩動作訓練（→　219ページ）の後に，単位動作訓練（→　219ページ）を行うなどして，子供に主動感（→動作感覚　159ページ）を得させる工夫が大切です。

　（3）　寝た姿勢での訓練を体を起こした訓練につなげる

　寝る姿勢での訓練は，それだけを単独で実施して効果を上げるよりも，他の動作の基盤づくりとしての意義が大きいと言えます。したがって，寝た姿勢で獲得した動作が座位や立位などの体を起こした姿勢の中で，有効に活かされているかどうかが重要です。その意味で，寝た姿勢である部位の動作を整えた後には，座位や立位姿勢でその部位を使った動作訓練を行っていくことが大切になります。

　　　　　　　　　　　　　　　　　　　　　　　　　　　　　（宮﨑　昭）

☆用語解説

動　作

　脳性まひの子供の不自由を研究する中で，不自由の具体的な現象を説明するのに最も適切な意味をもった用語として使われています。それまで，普通に使われていた身体運動とは違った意味の言葉です。人が，実際に行う身体運動は，生理学的な考え方で説明されてきました。ところが，生きて動いている人が，実際に行う身体運動は，脳が，その持ち主である人に関係なく，勝手に興奮をし，それが末端に伝わって発生するわけではありません。

　人の随意的な身体運動に関係している生理学的な活動を制御する，主体的な心理学的活動があると考えなくては，人がまとまった行動を行うことを説明出来ません。心理学的と言っても，態度や欲求の生起，感情の流れが直接的に身体運動を刺激して起こすわけではありません。それを受けて，体の動きを操作する主体的な活動の行われる動作の過程があるわけです。

　成瀬悟策によれば，動作の基本的な仕組みは，次の図のように表わされています。

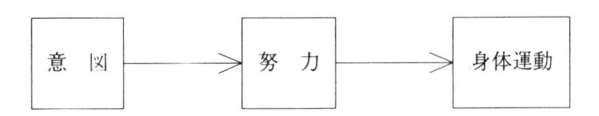

意　図　→　努　力　→　身体運動

　人が，自分の体をどのように動かそうとするかという，動きについて計画する段階を意図と呼んでいます。意図を実現するためには，自分の体に注意を向け，意図した動きに必要な体の諸条件を整えたり，操作をしたりする感じも出さなければなりません。それを出すための主体的な自己の活動が，努力の段階と言えます。その段階で発生する心的なエネルギーが，生理学的な段階の活動を刺激して，身体運動が生起するものと考えるわけです。

（大野清志）

☆用語解説

動作不自由

　脳性まひの子供の不自由は，動作学的な研究の結果，脳の神経学的な障害に基づいた，中枢性の運動機能障害であるという理解の仕方では不十分であることが分かってきました。むしろ，人が，自分の身体運動を操作する，主体的な自己の活動が十分に行われていないために，発達の経過で，不自由な動かし方を学習したためであると考えた方が適切なのです。運動の発達が遅れて，Gパターン（→132ページ）と呼ばれる，乳児期の固い姿勢を自分の力で乗り越えられないのも，これに関係があります。

　このように，人の主体的な活動である動作の問題が非常に大きいことから，脳性まひによる不自由は，単なる肢体不自由と区別して，動作の不自由と言った方が適切です。同じような動作不自由をもっている者には，知恵遅れの子供，自閉や多動の子供などがいます。動作不自由は，自己活動が不十分なために発生します。

（大野清志）

☆用語解説

不 当 緊 張

　体を動かすためには，筋を適切に緊張させる必要があります。ところが，脳性まひの子供を見ると，膝立ち姿勢では，腰を後ろに引く緊張が強すぎて，体をうまく起こせないことが多いのです。また，寝たままではぐにゃぐにゃに見える子供を膝立ち位にすると，腰を強く後ろに引く例も多く見られます。このような腰を引く緊張は，体を真っ直ぐに伸ばすことを妨げているのです。

　これとは異なり，動かすのはよいのですが，その力が強すぎてうまくゆかないこともあります。腕を伸ばそうとすると，ピュッと伸びてしまうために腕をうまく使えないとか，立とうとして膝を突っ張りすぎて，うまく立ったり歩いたり出来ないこともあります。このように，適切に体を動かすことを妨げるように生ずる緊張を不当緊張と言い，これが強すぎると動作の遂行を妨害する要因の一つになります。

（星野公夫）

☆用語解説 ━━━━━━━━━━━━━━━━━━━━━━━━━━━━━━

随伴緊張

　例えば，脳性まひの子供が動かずにすわっている時は緊張も余り見られず，きちんとした姿勢を保っていることも多いのです。ところが，腕を使って物を取ろうとすると，首を曲げたり，肩を上げるような動きとともに無関係な力が入り，物を取る動きがうまくゆかなくなってしまう様子は良く見られます。
　このように，体を動かそうとする時に，その動きに伴って現われる不当緊張（→　23ページ）を随伴緊張と言います。
　　　　　　　　　　　　　　　　　　　　　　　　　　　　（星野公夫）

☆用語解説 ━━━━━━━━━━━━━━━━━━━━━━━━━━━━━━

適度緊張

　体を動かす場合には，体を動かすために必要な部位を緊張させることが必要ですが，それとともに，緊張の強さも適切でなければなりません。このような体を動かすために必要最小限の緊張を適度緊張と言います。
　スポーツ選手の動きについて，猪飼道夫（1961）は，記録が上位と下位との水泳選手の筋電図を比較し，上位の選手は下位の選手に比べて，同一筋でも，また抗筋間でも，筋の緊張と弛緩との分化が出来ていると，述べています。すなわち，力の入れ方が上手であることを指摘しています。
　脳性まひの子供の動作についても，大野博之（1968）が実験的に，また，星野（1968）が臨床的に訓練をとおして，猪飼の結果と同じく，筋の緊張と弛緩との分化が成立することを指摘しています。
　訓練の実際では，動作を行う場合，適度緊張か不当緊張（→　23ページ）かについては，指導者が子供の体に触ることで明確に判断出来ます。
　　　　　　　　　　　　　　　　　　　　　　　　　　　　（星野公夫）

☆ 事項解説

モデルパターン動作

　動作法による訓練の基本は，能動的にある動作を遂行するという動作体験を繰り返し，それを通じて身体や動作への気づきを鋭敏化させ，身体の自己コントロール能力の向上を図ることです。したがって，訓練における子供への係わりは，効果的な動作体験（→　159ページ）をさせることを目的としています。

　そこで，動作体験の仕方を考えてみると，私たちが，普段歩いている時の様子を思い浮かべると分かるように，通常の慣れた動作では，その動きを実感として感じとることが難しいのです。しかし，私たちは，通常の動作と異なる動作を経験した時に，初めて通常の動きと新たな動きとの違いに気づくのです。

　動作訓練として，あぐら座をとる場合には，腰を起こし胸と頚すじとを伸ばすという普段とは異なるすわり方が動作課題（→　133ページ）として要求されます。この動きは，私たちにとってなじみの薄い動作ですから，簡単には出来ません。そのために，私たちは，最初，指導者の援助の下に胸や頚を伸ばす動作を練習する必要があります。それによって，胸や頚を伸ばそうとする時の力の入れ方やうまく伸ばしていく感じ，更にはうまく伸ばした時の体の感じ等をはっきりと実感することが出来るのです。この実感を動作体験と言います。このような過程を考えると，日常の動き慣れた動作では，動作体験の過程を経ることは極めて難しいと言えるのです。

　脳性まひの子供に対する動作の訓練においては，実際に箸を使ったり，字を書いたりする日常生活に必要な動作の訓練法が，より効率的と考える人もいるでしょう。しかし，このような訓練法には，好ましくない動作パターンを強化する等の問題があるうえに，日常的な動作を通じては，上述の動作体験を得させることが難しいのです。このような意味で，訓練課題としての動作は，非日常的な動作をモデルにしているのです。

　あぐらずわり，膝立ち，立位，立位での前後左右への重心の移動，臥位での腕上げ等が動作の改善を図るための基本であるとともに，子供に動作体験を得させるためのモデルパターンとして有益なのです。

（星野公夫）

☆事項解説

ボディ・ダイナミックス

　脳性まひの子供には，それぞれに特徴的な姿勢が見られ，その姿勢のゆがみにはたいていは不当緊張（→　23ページ）が認められます。そして，その身体各部位の不当緊張の出方と姿勢の間には，一定の相互関係が認められます。例えば，左腰が上がって右肩が上がる立位姿勢をとる子供では，背中が左に曲がって頚が右に倒れる姿勢をとりやすいなどの法則性がみられます。このような，身体各部の不当緊張と姿勢との力動的な法則性をボディ・ダイナミックスと呼んでいます。このボディ・ダイナミックスは，年齢や立位・歩行動作の積み重ねによって変化していきます。このことは，動作学習の失敗や間違いによって，次第にゆがんだボディ・ダイナミックスが形成されていくものと考えられます。その意味で，このようなゆがんだ特徴的な姿勢は，学習障害に基づくと見ることが出来ます。

　ボディ・ダイナミックスの評価の仕方は，次ページの図のような立位姿勢の図を使って行います。

　まず，この図に見られる身体各部位の姿勢について，頚の傾き方，背中の曲がり方，腰の傾きや前後のゆがみ，股の閉じ方や屈曲の仕方，膝や足首の曲がり方や伸ばし方，そして腕や手の曲げ方がどうなっているか，見たままの姿勢の特徴を線で書き入れていきます。絶えず姿勢を変えるような子供でも，比較的繰り返して見られるような特徴的な姿勢はあるものです。そのような特徴的な姿勢を書き入れます。

　次に，この図の各身体部位のどこに，どのような方向の緊張が認められるかを，関節部位ごとに∥印等で記載していきます。これは，訓練を進める上で，身体各部のどこに問題となる不当緊張があるのかを一覧するのに役立ちます。

　このようにして評価したボディ・ダイナミックスを見れば，どこに緊張があるために，どのような姿勢の問題が生じているのかが分かります。したがって，これを参考にして，どこから訓練を始めるのかという，指導計画を立てるのにも役立てることができます。

　　　　　　　　　　　　　　　　　　　　　　　　　　（宮﨑　昭）

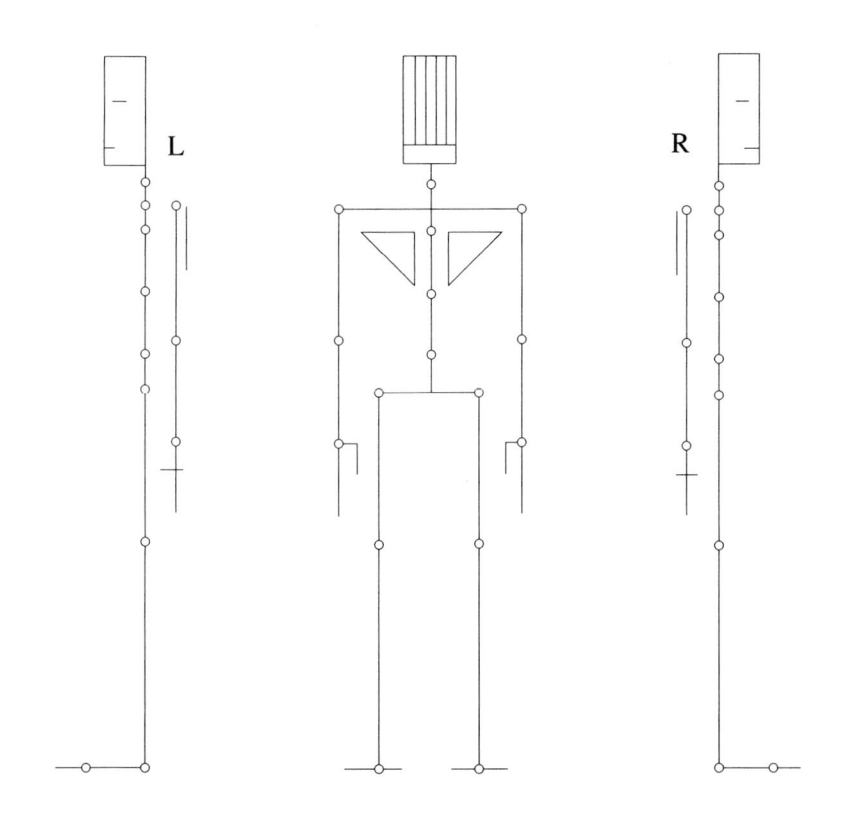

ボディ・ダイナミックス図（成瀬悟策：心理リハビリテイションと動作訓練，心理リハビリテイション研究所，1985による。）

寝る 1

寝 か せ （準備動作）　《軀幹動作》

◇ねらい　　体に触れていれば，いやがらずに訓練の姿勢がとれる。
◇訓練の手順
　1．どのような姿勢をとらせるか（基本姿勢）
　　① 肩を軽く押さえて仰臥位にさせる。同時に足を押さえてやってもよい。
　　② 仰臥位になる方向に肩を引いてやり，自分から横になるのを待つ。
　　③ 子供が腰を下ろし始めたら，それに合わせて肩を引いていく。
　2．どのように動かすか
　　① 子供の起き上がってくる動きに合わせて手を少し引き，受け止める。
　　② 自分から起き上がるのをやめて横になったら，肩の押さえ方を緩める。
　　③ 膝の方も同じようにして，子供が自分から静かになるのを待つ。
　3．うまくいった場合にはどうなるか
　　① 肩に手を当てていれば，起き上がったり体をよじったりしなくなる。
　　② わめいたり，大声を上げていたのをやめて，静かに横になっている。
　　③ 時々声を上げたり起き上がりそうになっても，軽く押さえるだけでやめる。
　4．基本姿勢へのもどし方
　　① 7から8分程度たったところで，静かにしているのを見定めて，当てている手を外してやる。
　　② 次に行う訓練に必要な姿勢（例えば，軀幹のひねり等）をとらせる。
　　③ 次の訓練姿勢をとらせる途中で，また興奮して起き上がってきたら，そこでもう一度肩を押さえて，子供が静かになるのを待つ。
☆注　意　点
　　① 子供が自分から興奮を静めないうちに，強引に力で押さえつけることをしない。
　　② 興奮が立ち上がってくる出鼻に合わせて，興奮が高まらないように，受け止めるタイミングを見つける。　　　　　　　　　　　　（O）

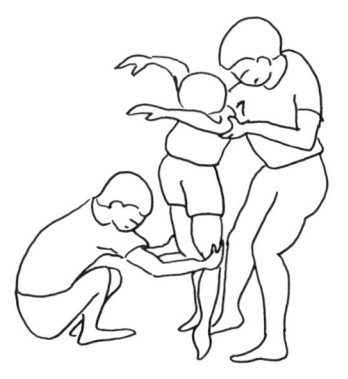

①肩と膝を押さえて
　寝るように誘って待つ

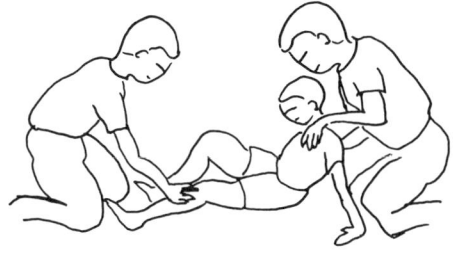

②起き上がるのを肩と
　膝で受け止める

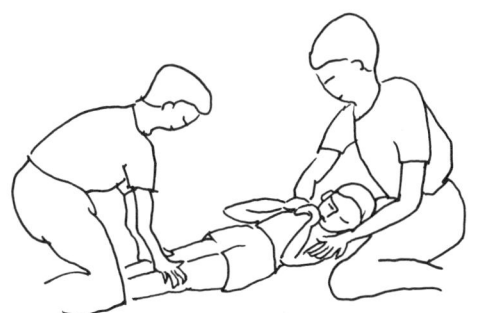

③頸と肩に力を入れて
　起き上がるのを受け止める

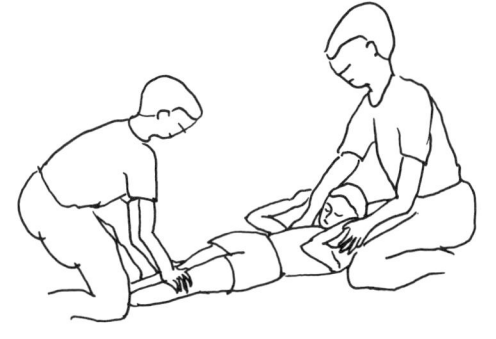

④手を添えていれば
　楽に寝た姿勢をとれる

寝る 2

軀幹の反らし動作　《軀幹動作》

◇ね ら い　　上体を伸ばして，背を立てていられるようにする。
◇訓練の手順
　1．どのような姿勢をとらせるか（基本姿勢）
　　① 指導者の膝を支点にして，仰臥位にしていき，前屈みの軀幹を後ろに反らすことが出来る姿勢にする。
　　② 前に突き出している肩に指導者の腕を当てながら，その手で子供の後頭部を支えてやる。
　　③ 指導者のもう一方の手で，反対側の肩を軽く押さえておく。
　2．どのように動かすか
　　① 子供の体重を受けるように，肩と頭に当てた手を下げていく。
　　② 反る方向の動きが止まった所で，両肩を下に少し押し気味にして待つ。
　　③ 子供の腰がずれないように脚で押さえておく。反り返って腰を浮かせてきたら，指導者の脚で軽く受け止めてやめさせる。
　3．うまくいった場合にはどうなるか
　　① 前屈みの背が伸びて，頚や軀幹の力を緩めたのが分かる。
　　② 繰り返し訓練を重ねると，次第に早く力が抜けるようになる。
　　③ 始めは，肩・頚，腰や脚に力を入れて体を丸めてくるが，次第に落ち着いて背を伸ばしていられるようになる。
　　④ 頚に力を入れて仰向いたり，肩を前に突き出したりしなくなる。
　4．基本姿勢へのもどし方
　　① 頭を受けている手をゆっくり上にもどしてやる。
　　② 頚が反ったり肩を突き出さないように，手で軽く押さえながらもどす。
　　③ もどす途中で背を丸める力を入れてきたら，そこでもう一度緩めさせる。
☆注 意 点
　　① 子供が緩めないうちに，指導者が強引に反らせたりしない。
　　② 子供の体重を利用して上体を下げてゆく。　　　　　　　　　（O）

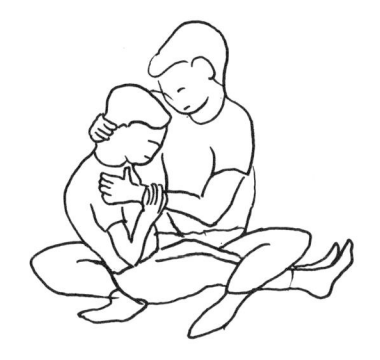

①背を丸め肩や顎を突き出している

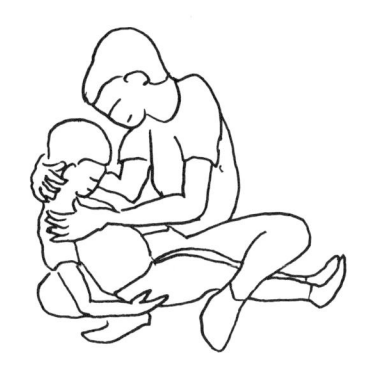

②丸めている背を膝に当てて反らせている

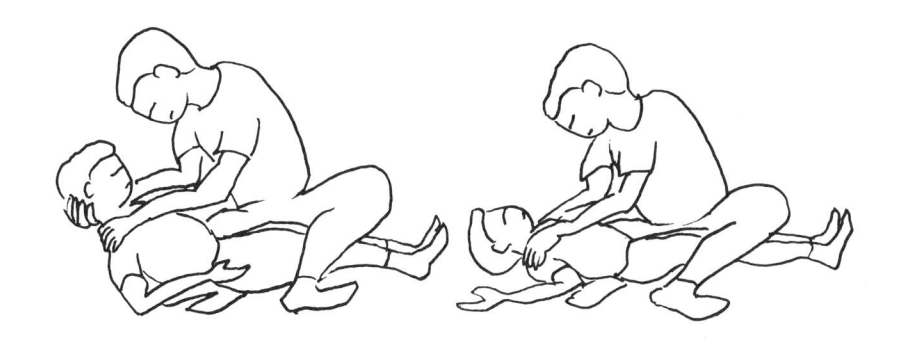

③背を次第に伸ばしてくる

④背を緩めて反らせた姿勢がとれる

寝 る 3

足首の反らし動作　《軀幹動作》

◇ね　ら　い　　脚が突っ張って尖足になるのを止めさせる。
◇訓練の手順
 1．どのような姿勢をとらせるか（基本姿勢）
   ①　仰臥位で，脚を緩めて伸ばした姿勢をとらせる。
   ②　指導者の脚を枕にして，子供の脚を抱えるようにして安定させる。
   ③　一方の手のひらを子供の足底に当てる。
   ④　その際，指導者の手の母子球を，子供の足の母子球の辺に合わせるように位置を定める。
 2．どのように動かすか
   ①　突っ張った足首を，ゆっくり押し上げていく。
   ②　止まった所，又は押し返してきた所で押し気味にして待つ。
   ③　足が内側や外側にずれないように，一方の手で足首を押さえて待つ。
 3．うまくいった場合にはどうなるか
   ①　突っ張った足首がもどり始めて，足首の力が緩む感じが分かる。
   ②　初めは少ししか曲げられないが，繰り返し訓練を重ねると次第に早く力が抜け，曲げ方も大きくなってくる。
 4．基本姿勢へのもどし方
   ①　上に押している手をゆっくりもどす。
   ②　もどす時，子供が力を入れてきたら，受け止めるようにしてもどしてやる。
   ③　途中で急激に突っ張ってきたら，そこでもう一度緩めさせる。
☆注　意　点
   ①　子供が緩めないうちに，強引に押し曲げたりしないで，ゆっくり押すようにする。
   ②　寝たきりで動きの少ない子供に対しては，やらせない方がよい。

（0）

①足首が突っ張った状態

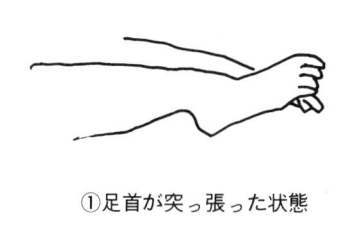

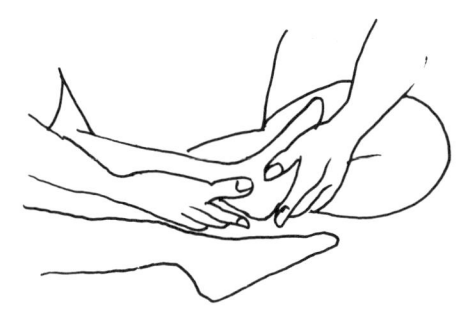

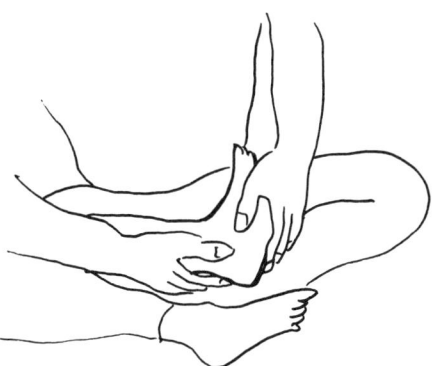

②足首の補助の仕方／1

③足首が緩んできたところ

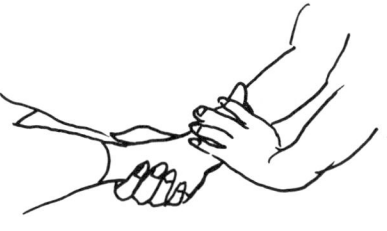

④足首の補助の仕方／2

寝る 4

脚の伸ばし動作　《軀幹動作》

◇ねらい　　膝の曲がりを緩めて，曲げ伸ばしの練習が出来るようにする。
◇訓練の手順
1．どのような姿勢をとらせるか（基本姿勢）
　① 仰臥位で，指導者は子供の横又は足の方に位置する。
　② 膝の少し上と，足底又は足首に手を当てて押さえる。
　③ 腰を反らせるようなら，横から自分の脚で腰を押さえておく。
2．どのように動かすか
　① 膝を伸ばす方向に押し下げ，足首は床をすらないように，下に引き気味にしてやる。
　② 止まった所で押し気味にして待つ。また，足首も引き気味にして待つ。
　③ 子供の腰が反らないように，指導者の脚で押さえておく。
　④ 脚がねじれないように，当てた手で押さえる。
3．うまくいった場合にはどうなるか
　① 脚が伸びて，力が抜ける手触りがある。
　② 繰り返し訓練を重ねると次第に早く力が抜ける。
　③ 初めは脚をねじったり，膝を曲げてきたりするが，繰り返すうちに次第に落ち着いてくる。
4．基本姿勢へのもどし方
　① ゆっくりと，脚を曲げていた元の位置まで，足を押してもどす。
　② もどす時，上体や腰を縮めるような力を入れさせない。
　③ 途中で急に脚を曲げたり，上体などに力を入れてきたら，そこでもう一度緩めさせる。
☆注意点
　① 子供が緩めないうちに，強引に膝を伸ばすことをしない。
　② 指導者が自分の体重をかけたりして，強制的に引き延ばすことは，絶対にしてはいけない。
　③ 一度で完全に緩めさせようとしてはならない。　　　　　　（O）

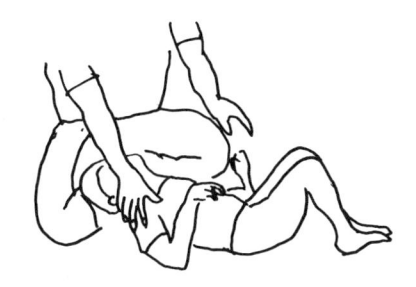

①膝をまげて脚を縮めた状態

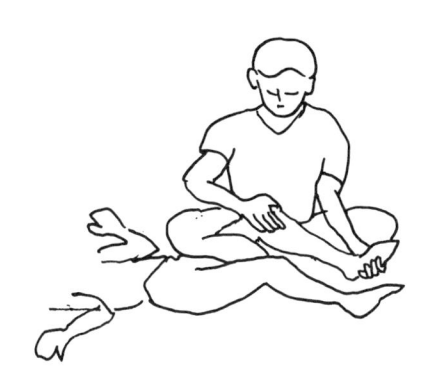

②脚の押さえ方（横位置）

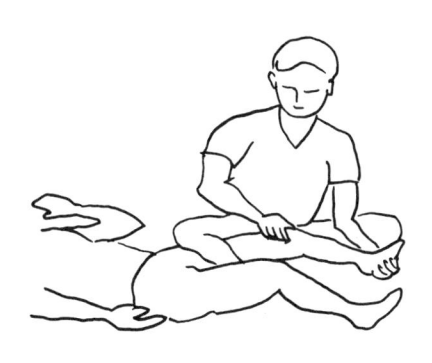

③脚を緩めて膝を伸ばした状態

寝　る　5

股の開き動作　《軀幹動作》

◇ね ら い　　股を楽に開けるようにする。
◇訓練の手順
1．どのような姿勢をとらせるか（基本姿勢）
  ① 仰臥位で，足を床に着けたまま，膝を立てた姿勢にする。
  ② 指導者は，両手で子供の膝やや内側を押さえる。
  ③ 指導者は膝立ち姿勢で，全身が観察出来るようにする。
2．どのように動かすか
  ① 両膝を分けるように，ゆっくり外側方向に膝を押していく。
  ② 膝の動きが止まった所で，押し気味にして待つ。待ちは十分にとる。
  ③ 子供が上体や腰をゆがめたら，静まるのを待ってやる。
3．うまくいった場合にはどうなるか
  ① 股を開く方向にゆっくり膝が動いてきて，力を緩める感じが分かる。
  ② 繰り返し訓練を重ねると，次第に早く力が抜け途中で止めなくなる。
  ③ 初めは声を上げたり，腰をを動かしたりすることがあるが，繰り返すうちに，次第に落ち着いて緩めるようになる。
4．基本姿勢へのもどし方
  ① 開いた膝を，閉じた位置までゆっくり押してもどさせる。
  ② もどす時，閉じる方向の急激な力を入れさせない。
  ③ もどす途中で力を入れてきたら，そこでもう一度緩めさせる。
  ④ 脚を縮めるような力を入れさせないようにする。入れてきたら，そこで止めて緩めさせる。

☆注　意　点
  ① 子供が緩めないうちに，強引に押し開くことをしない。
  ② 指導者の体重をかけて，強制的に広げたりしない。
  ③ 子供が緩めてくるまで，十分に待ってやる。
  ④ 股関節脱臼等，医学的に問題のある子供には行わない。医師から身体的な問題の有無を確かめておく。
（O）

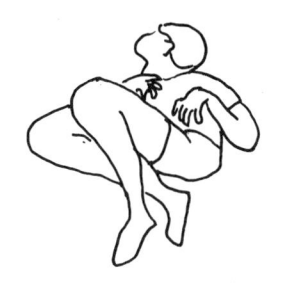

①股を閉じ両脚が
　交差した状態

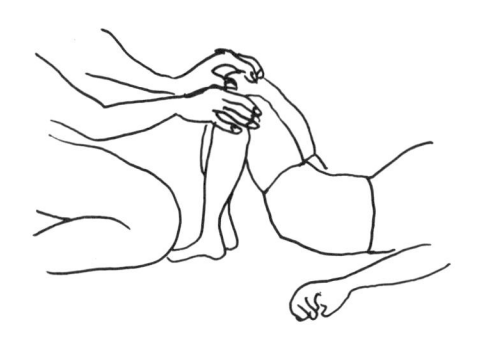

②手の当て方

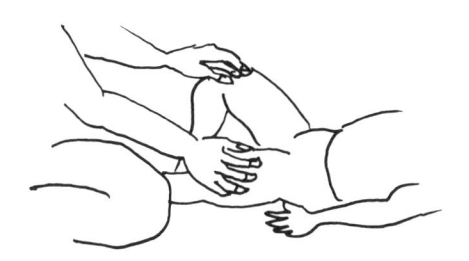

③股をかなり緩めた状態

寝る6

脚の開き動作　《軀幹動作》

◇ねらい　　交差した両脚を楽に伸ばして，脚を使う練習が出来るようにする。

◇訓練の手順
1．どのような姿勢をとらせるか（基本姿勢）
　① 子供を仰向けに寝かせる。
　② 両足首を押さえて，交差した脚を平行位置までゆっくり伸ばさせる。
　③ 指導者は，押さえた足首を下方向に引いておく。
2．どのように動かすか
　① 両足首を下方向に引きながら，ゆっくり左右に開いていく。
　② 開きが止まった所又は脚を縮めてきた所で開き気味にして待つ。
3．うまくいった場合にはどうなるか
　① 開いた位置が保持出来たままでいられ，力が抜ける手触りがある。
　② 繰り返し訓練を重ねると，次第に早く力が抜ける。
　③ 初めは脚を縮めようとしたり，体を動かしたりすることがあるが，繰り返すうちに次第に落ち着いてくる。
　④ うまく緩めたり動かしたりすると，手を離しても両脚を交差しなくなる。
4．基本姿勢へのもどし方
　① 左右に開いた脚を，真っ直ぐの位置までゆっくりもどす。
　② もどす時，脚を縮めるような力を入れさせない。
　③ 途中で交差する方向や縮める力を入れてきたら，そこでもう一度緩めさせる。

☆注意点
　① 子供が緩めて脚を開いてこないうちに，強引に押し開いたりしない。
　② 一度に大きく開かせようとしないで，段階的に練習させる。（O）

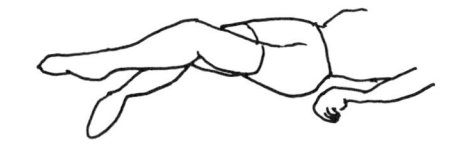

①両脚を交差させた状態

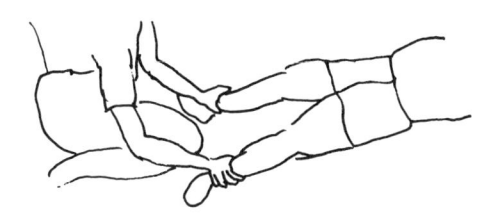

②脚の開き動作を始めた状態

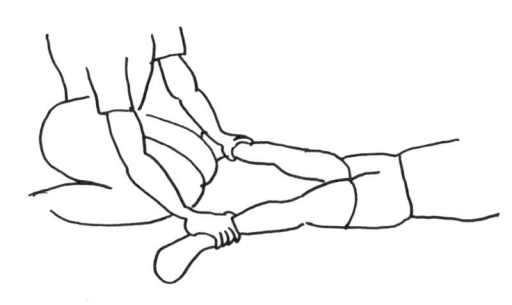

③脚を緩めて開いてきた状態

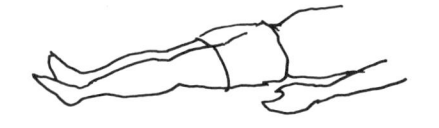

④交差しないでいられる状態

寝る 7

軀幹ひねり動作　《軀幹動作》

◇ねらい　　腰や軀幹の動きが出やすいようにする。
◇訓練の手順
　1．どのような姿勢をとらせるか（基本姿勢）
　　①　子供を側臥位にして，指導者は子供の腰を両膝で挟むようにする。
　　②　片手で腰を，もう一方の手を肩に当てる。手で腰を押さえる代わりに，挟んだ指導者の脚を腰の少し上に当てて押さえてもよい。
　　③　指導者は自分の脚で，子供の脚が曲がってこないように押さえておく。
　2．どのように動かすか
　　①　肩をやや手前に引くようにして押し下げていく。腰が倒れないようにする。
　　②　止まった所で押え気味にして待つ。
　　③　子供の下側の肩がずれないように，一方の手で押さえる。
　3．うまくいった場合にはどうなるか
　　①　上体がひねり方向に動いて，腰回りの力が抜ける手触りがある。
　　②　繰り返し訓練を重ねると，次第に早く力が抜ける。
　　③　初めは声を上げたり肩を動かしたりすることがあるが，繰り返すうちに次第に落ち着いてくる。
　　④　うまく緩めたり動かしたりすると，腰や肩は安定してずれたりしない。
　4．基本姿勢へのもどし方
　　①　肩の内側を押して，側臥の位置までもどす。子供に積極的に動かすように誘って待ち，動かし始めたら，それについて行くようにもどしてもよい。
　　②　途中で止まったら，少し待ってから軽く押して，動きを誘ってやる。
☆注意点
　　①　子供が緩めないうちに，強引に肩を押し下げたり，指導者の体重をかけるようなやり方をしない。
　　②　肩が床に着くようになるまで，長時間待つような無理をしない。（O）

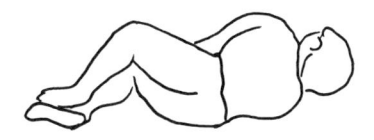

①腰から背を固く丸めている状態

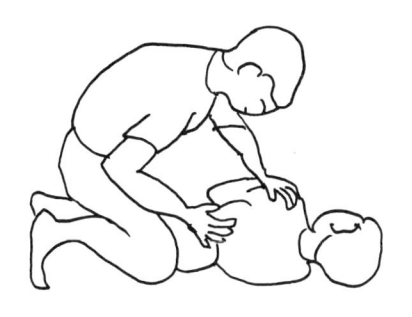

②軀幹のひねり動作の基本姿勢

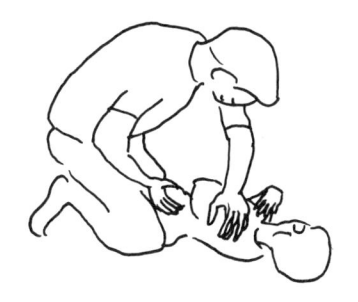

③肩を軽く押して動き始めた

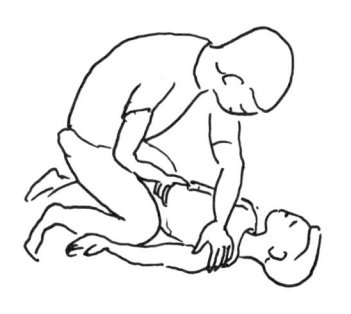

④軀幹が緩んで楽に上体を
ひねった状態

寝 る 8

腕上げ動作　《腕動作》

◇ね ら い　　腕を上げる方向に緩めて，もどさせるようにする。
◇訓練の手順
　1．どのような姿勢をとらせるか（基本姿勢）
　　① 子供を仰向けに寝かせる。
　　② 指導者は子供の横に位置し，子供の肘と手首を持つ。
　　③ 子供が肩を突き出したり上げたりしないように，指導者の足で軽く子供の肩を押さえる。
　2．どのように動かすか
　　① 子供の肘を伸ばし，体側の少し内側をとおってゆっくりと腕を上げる。
　　② 途中で動きが止まったり子供が力を入れてきたら，そこで上げるのを止めて，子供が緩めるのを待つ。子供が緩めたら，また上げていく。
　　③ 子供の耳の側をとおり，床に着くまで腕を上げていく。
　3．うまくいった場合にはどうなるか
　　① 肩や肘の力が緩み，途中で引っかかったりしないで，楽に腕が上がる。
　　② 緩めた時に，腕に視線を向けたり腕を見ながら動かしたりする。
　　③ 指導者の援助に合わせて，自分でもゆっくりと腕を動かす。
　　④ 指導者の言葉かけによって，速度や力を調節して動かす。
　4．基本姿勢へのもどし方
　　① 腕が真上まで上がったら，ゆっくりと元の位置までもどさせる。
　　② 途中で肩や肘に力が入ったらそこで待ち，緩んだらもどさせる。
　　③ 肩や腰に力を入れないように，肩や腰を指導者の足で軽く押さえる。
☆注　意　点
　　① 指導者は，子供の緩めたり動かすタイミングを待って援助する。
　　② 子供が力を入れたり緩めたりした時，それと逆の方向に軽く力を加えたりして，子供が動きの方向や部位を明確に感じとれるようにする。
　　③ 肩や腰を強く押さえ過ぎると，子供の注意がその部位に引かれてしまうことがあるので，必要最小限の力で押さえる。　　　　　　　　　　（K）

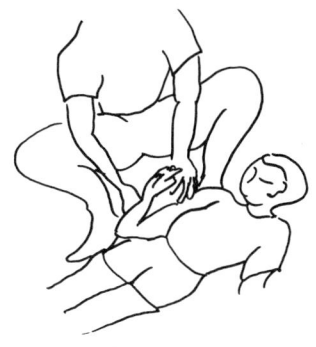

①訓練開始時
　（肩に力を入れ肘を曲げている）

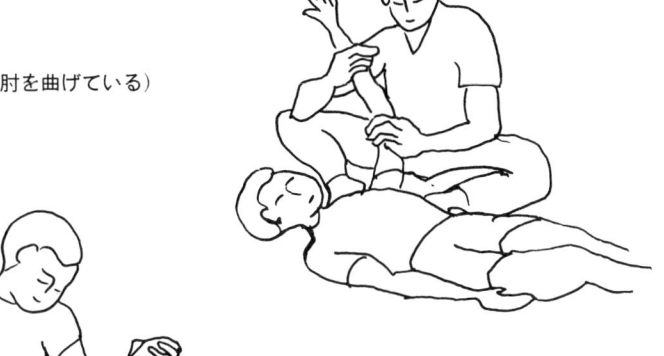

②90度まで上げた状態

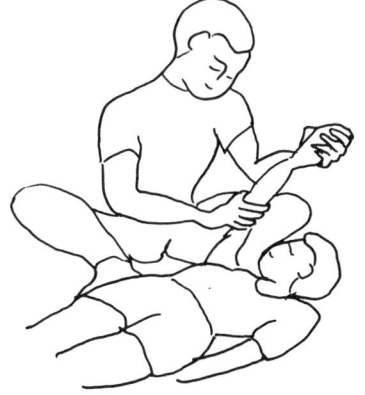

③指導者の顔や自分の腕
　を見ながら上げる

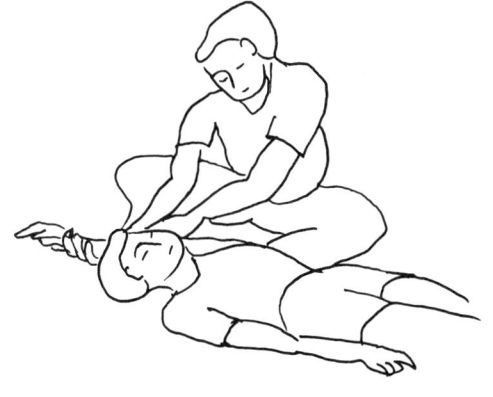

④真上まで腕を上げる

寝る 9

腕の内倒し動作　《腕動作》

◇ねらい　腕を内側方向に緩めて，もどさせるようにする。
◇訓練の手順
　1．どのような姿勢をとらせるか（基本姿勢）
　　①　子供を仰向けに寝かせる。
　　②　指導者は，子供の横で安定した座位をとり，子供の肘と手首を持つ。
　　③　子供が肩を突き出したり腰を動かしたりしないように，指導者の片方の手で軽く子供の肩を押さえる。
　2．どのように動かすか
　　①　腕を床から90度の所まで上げ，腕を内側に倒していく。
　　②　途中で動きが止まったり子供が力を入れてきたらそこでやめ，子供が力を緩めたらまた倒していく。
　　③　止まったままで動きがない時は,少しもどさせてからまた倒していく。
　3．うまくいった場合にはどうなるか
　　①　肩の力が緩み,途中で引っかかったりしないで楽に腕が内側に倒れる。
　　②　力を緩めた時に腕に視線を向けたり，腕を見ながら動かしたりする。
　　③　指導者の動きにあわせて自分でもゆっくりと腕を動かす。
　　④　指導者の言葉かけで，速度や力を調節して動かす。
　4．基本姿勢へのもどし方
　　①　腕がある程度まで内側に倒れたら，ゆっくりと元の位置までもどすように子供に力を入れさせる。
　　②　肘や手首に余計な力を入れず，肩だけに力を入れてもどさせる。
☆注意点
　　①　指導者は，子供が緩めたり動かすタイミングを待って援助する。
　　②　子供の動きに対して，それと逆の方向に軽く力を加えたり動かしたりして，子供が動きの方向や部位を明確に感じとれるようにする。
　　③　肘を突っ張ったままで腕をもどさせると，肩に力を入れてもどしている感じがつかめないので，その場合は軽く肘を曲げておく。　　（K）

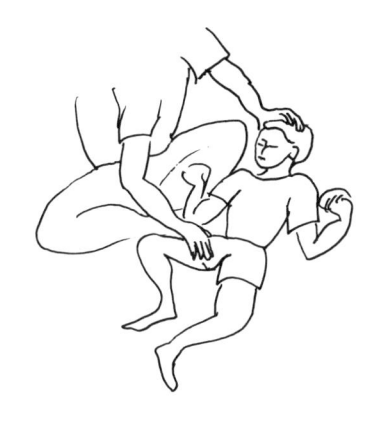

①訓練開始時

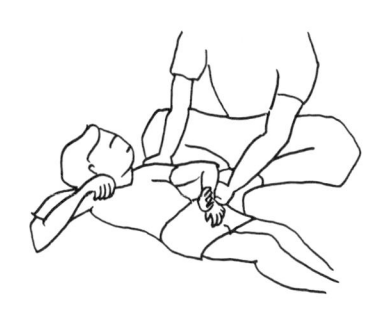

②ゆっくり腕を上げる

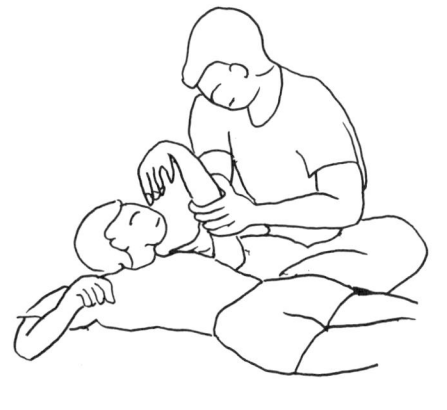

③90度で内側に腕を倒す

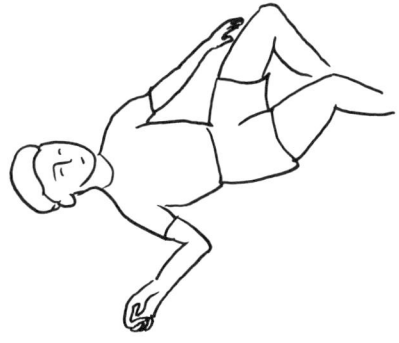

④訓練後の姿勢（腕が伸びる）

寝る 10

肘の伸ばし動作　《腕動作》

◇ねらい　　肘を伸ばす方向に緩めて，動かせるようにする。
◇訓練の手順
1．どのような姿勢をとらせるか（基本姿勢）
　① 子供を仰向けに寝かせる。
　② 指導者は子供の横に位置し，子供の肘と手首を持つ。
　③ 子供が肩を動かさないように，指導者の足で軽く肩を押さえる。
2．どのように動かすか
　① 指導者の手で子供の肘と手首をもち，腕を90度までゆっくりと上げながら，肘をゆっくりと伸ばす。
　② 途中で動きが止まったり，子供が肩や肘に力を入れてきたら，そこで待つ。子供が力を緩めたら，また肘を伸ばしていく。
　③ 腕が90度に上がった所で，肘を真っ直ぐに伸ばす。
3．うまくいった場合にはどうなるか
　① 肩の力が抜けて，肘がスーッと伸びる。
　② 繰り返し訓練を重ねると，次第に早く肘の力が抜ける。
　③ 肘の力を緩めた時，手首や手指の力も抜ける。
　④ 自分の腕に注目しながら，落ち着いて取り組むようになる。
4．基本姿勢へのもどし方
　① 肘が真っ直ぐ伸びたら，肩や手首に力を入れないで肘を曲げさせる。
　② 肩や手首に余計な力が入ったら，それを緩めさせてから肘を曲げさせる。
　③ 肘を曲げる感じが分からない時は，指導者が軽く肘を曲げてあげる。
☆注意点
　① 子供が肘の力を緩めないうちに，強引に肘を伸ばさない。
　② 子供が肘に力を入れたり抜いたりする感じを本人が確かめられるようにしながら進める。
　③ 肘がねじれたり，手首が内側や外側に曲がらないようにする。

（K）

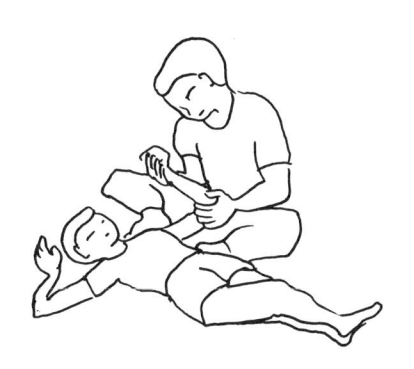

①訓練開始時　　　　　　　　②肘をゆっくり伸ばす

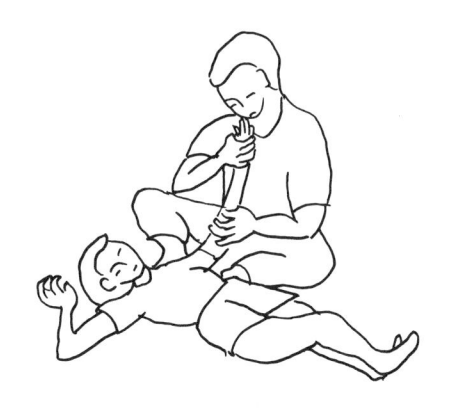

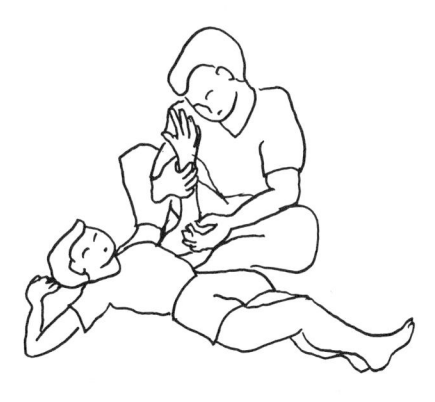

③肘を伸ばしながら　　　　　④腕を90度まで上げて
　腕を上げる　　　　　　　　　肘を伸ばす

寝　る 11

手首の反らし動作　《腕動作》

◇ね　ら　い　　手首を反らす方向に緩めて，動かせるようにする。
◇訓練の手順
　1．どのような姿勢をとらせるか（基本姿勢）
　　①　子供を仰向けに寝かせる。
　　②　指導者は子供の横に位置し，子供の肘を真っ直ぐに伸ばして，手首と手を持つ。
　　③　子供の肩が上がらないように，指導者の足で軽く押さえる。
　2．どのように動かすか
　　①　手首が内側や外側に曲がっている時は，真っ直ぐの位置にする。
　　②　手のひらを開かせて，腕を90度まで上げ，肘を真っ直ぐに伸ばす。
　　③　肘が真っ直ぐになった所で，手首をゆっくりと反らす。
　　④　手首が緩まない時は，少し手首をもどさせてからまた反らす。
　3．うまくいった場合にはどうなるか
　　①　肩や肘の力が抜けて，手首がスーッと緩む。
　　②　繰り返し訓練を重ねると，次第に早く力が抜ける。
　　③　途中で，引っかかるような感じや力を入れたりするのがなくなる。
　　④　手首の力を緩めた時，手首を見ながら自分で曲げ伸ばしする。
　4．基本姿勢へのもどし方
　　①　手首がある程度まで緩んだら，肩や肘，それに指に力を入れずにゆっくりと手首を元の所までもどさせる。
　　②　余計な力が入ったら，それを緩めさせてからゆっくりともどさせる。
　　③　手首を曲げる感じをつかむことが出来るように，力を入れさせる。
☆注　意　点
　　①　子供が手首を緩めないうちに，強引に手首を反らさない。
　　②　子供が手首に力を入れたり抜いたりする感じを確かめられるようにしながら訓練を進める。
　　③　肘が体側から離れたり，手首が内や外に曲がらないようにする。（K）

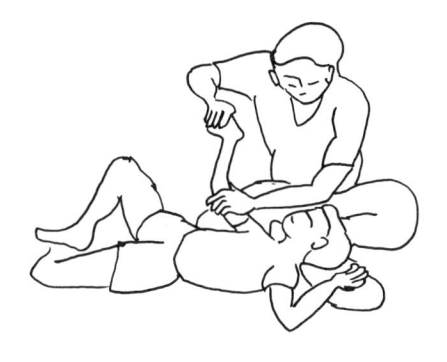

①訓練開始時

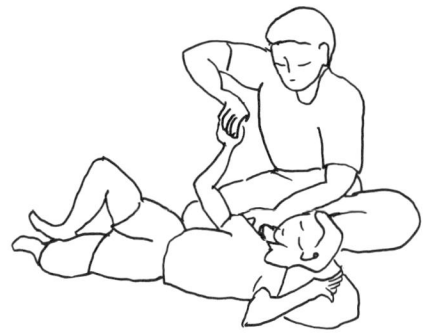

②ゆっくりと肘を伸ばす

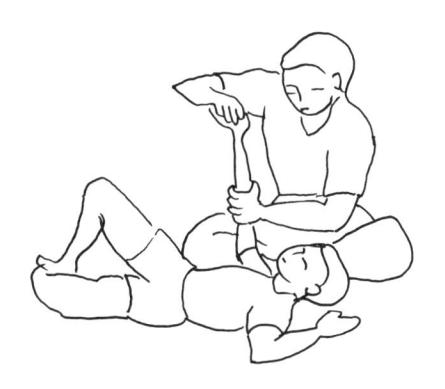

④腕を90度まで上げて
肘を伸ばす

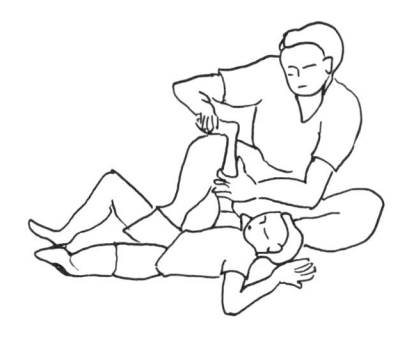

④手首を反らすようにして緩める

寝る 12

握る動作　《腕動作》

◇ねらい　　手を握ったり開いたりするようにする。
◇訓練の手順
1．どのような姿勢をとらせるか（基本姿勢）
　① 子供を仰向けに寝かせる。
　② 指導者は子供の横に位置し，子供の肘をほぼ真っ直ぐに伸ばす。
　③ 子供の手のひらに指導者の手を当てる。
2．どのように動かすか
　① 手首が内側や外側に曲がっている時は，真っ直ぐの位置にする。
　② 指導者の手を子供の縮んでいる手のひらに当てて広げるようにする。
　③ 指導者の手を子供の指に当てて指を開かせる。
3．うまくいった場合にはどうなるか
　① 手首や手のひらの力が抜けて，指をスーッと伸ばす。
　② 繰り返し訓練を重ねると，次第に早く力が抜ける。
　③ 指導者の手を握る時，肩や肘，手首などに力が入らない。
　④ 自分の手に注目しながら，指導者の手を握る。
4．基本姿勢へのもどし方
　① 肩や肘，手首などに余計な力を入れないで指導者の手を握ったら，その力をゆっくりと緩めながら手を離させる。
　② 握っている手の力を緩める時，肩や肘，手首などに余計な力を入れさせない。
　③ 握っている力を緩める時，指を無理に開いたり手首を反らすような力が入らないようにする。
☆注意点
　① 子供が自分から手首や指の力を緩めない時は，無理に緩めない。
　② 手指に力を入れたり抜いたりする感じを子供が確かめられるようにしながら，手を握ったり離したりさせる。
　③ 肩や肘，手首などに力を入れずに，指を握れるようにする。（K）

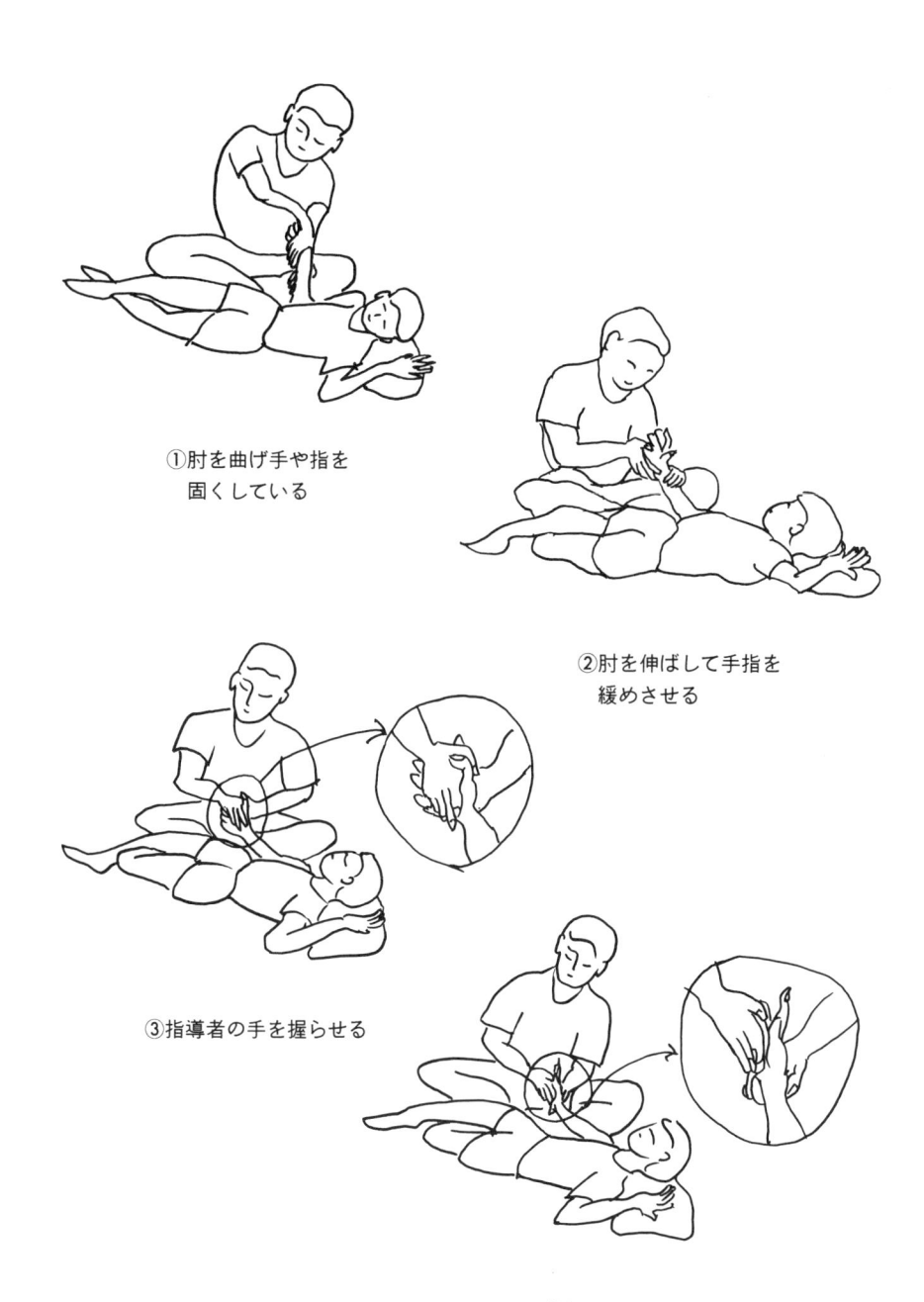

①肘を曲げ手や指を
　固くしている

②肘を伸ばして手指を
　緩めさせる

③指導者の手を握らせる

④握った手の力を緩めさせる

寝る 13

舌を緩める　《発語動作》

◇ねらい　舌に余計な力を入れないで、いられるようにする。
◇訓練の手順
1．どのような姿勢をとらせるか（基本姿勢）
　① 仰臥位で、頭を指導者のあぐら座の中に置き、指導者は自分の脚（脛の部分）を子供の頚・肩まわりにしっかり当てる。
　② 顎の下に薬指を当てて、力が入っている固い部位を見つける。
2．どのように動かすか
　① ゆっくり固い部分を押し込んでゆく。
　② 固い感じが少し強くなった所で、押し気味にして待つ。
　③ 腰や首が反ったら、緩めて元にもどさせる。
3．うまくいった場合にはどうなるか
　① 手を当てている部分が柔らかくなって、力が抜ける手触りがある。
　② 初めは顔を動かしたり声を上げたりすることがあるが、繰り返すうちに次第に落ち着いてくる。
　③ 口周辺のゆがみが少なくなってくる。
4．基本姿勢へのもどし方
　① ゆっくり押している指導者の手の力を緩める。
　② 途中でまた固くなったら、再度緩めさせる。
　③ 首が反ったり肩が上がらないように軽く押さえておく。
☆注意点
　① 子供が緩めないうちに、強引に押し込まないよにする。
　② 手を当てる位置を奥の方にしないようにする。
　③ 必ず手を洗ってから行う。　　　　　　　　　　（O）

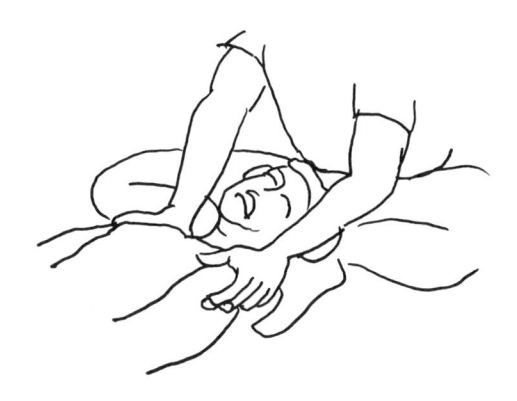

①肩を押して，頸・肩を楽にさせる

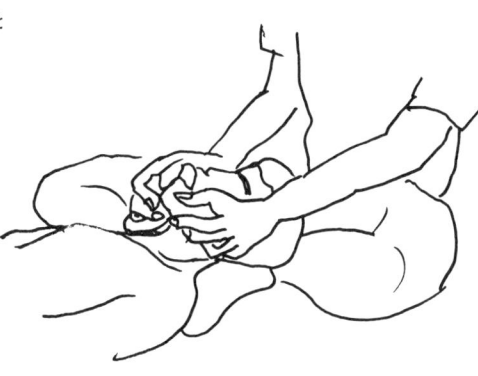

②舌を緩める動作の基本姿勢

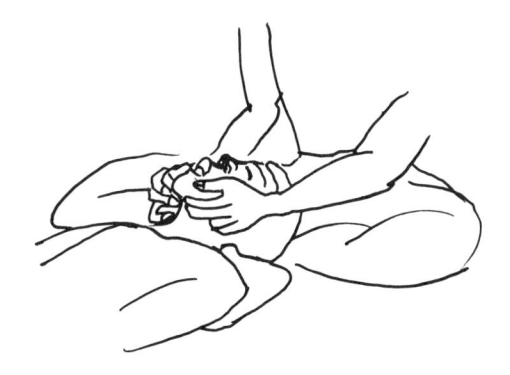

③頸や口に余計な力が入った状態

寝 る 14

唇をすぼめる動作　《発語動作》

◇ね ら い　　唇を動かしたり，口を閉じられるようにする。
◇訓練の手順
　1．どのような姿勢をとらせるか（基本姿勢）
　　①　仰臥位で指導者のあぐら座の中に頭を置き，両手を口の左右に当てる。
　　②　親指と人差指で唇の上下を挟み，すぼめる方向に軽く押してやる。
　　③　指導者は，自分の脚（脛の部分）を相手の頚・肩まわりにしっかり当てておく。
　2．どのように動かすか
　　①　両唇の上下をゆっくり中央の方向に押し上げていく。
　　②　止まった所で押し気味にして待つ。
　　③　子供の腰がずれる時は，指導者の足で押さえて，ずれないようにする。
　　④　口が大きく開いてしまわないように，顎に当てた手で押さえる。
　3．うまくいった場合にはどうなるか
　　①　閉じた唇が突き出て，力が抜ける手触りがある。
　　②　繰り返し訓練を重ねると，次第に早く力が抜ける。
　　③　初めは唇をゆがめたり顔を動かしたりすることがあるが，繰り返すうちに次第に落ち着いて，自分で口を尖らせたりする。
　　④　うまく緩めたり動かしたりすると，頚・肩は安定してずれたりしない。
　4．基本姿勢へのもどし方
　　①　上に押している指導者の指をゆっくりもどす。
　　②　もどす時，唇に力を入れさせない。
　　③　途中で唇の形がゆがんだりしたら，そこでもう一度緩めさせる。
　　④　首や肩が動かないように，軽く押しながらもどす。
☆注　意　点
　　①　子供が緩めないうちに，強引にすぼめる形を作ったりしない。
　　②　必ず手を洗ってから実施する。　　　　　　　　　　　　（O）

①口を閉じられない

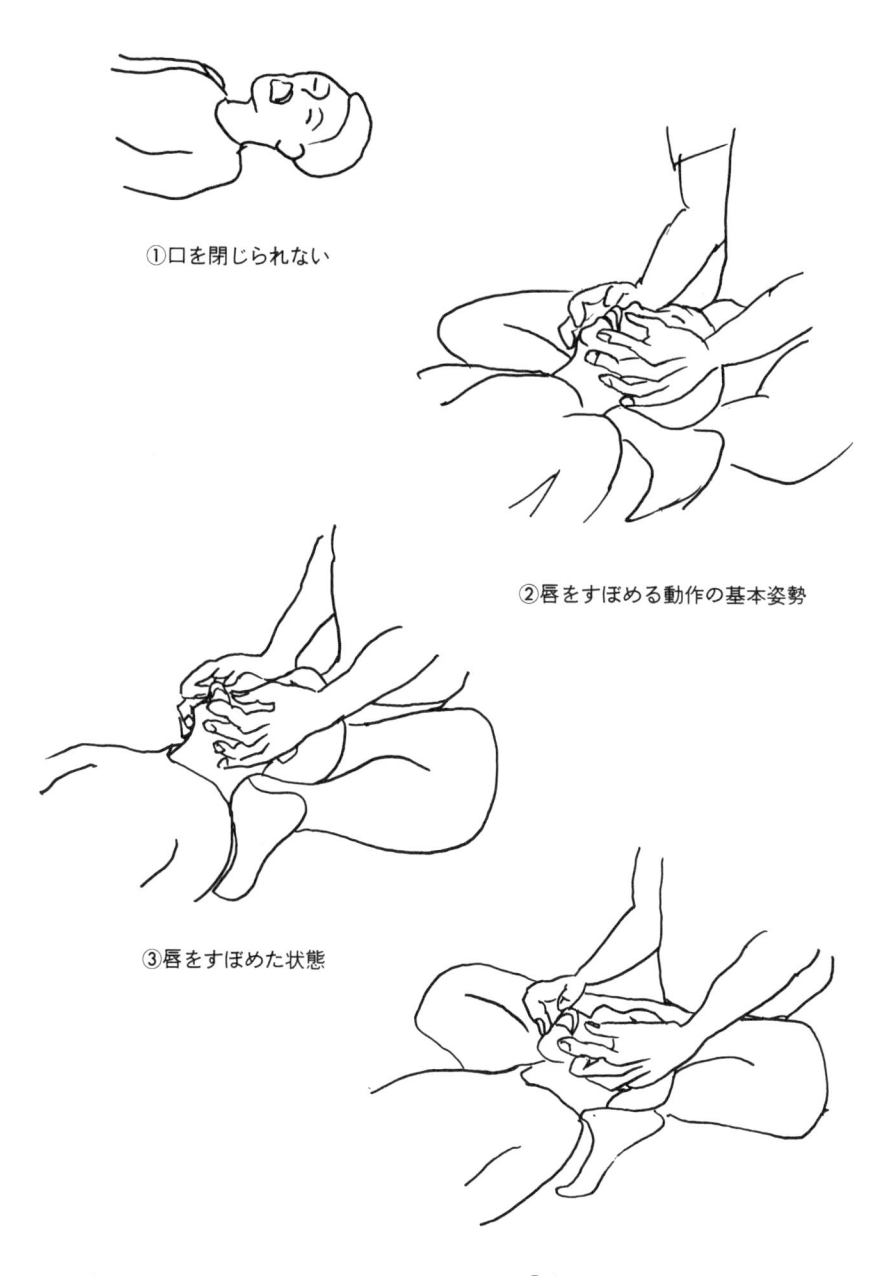

②唇をすぼめる動作の基本姿勢

③唇をすぼめた状態

④力が入って口が開いた状態

寝　る　15

口を横に引く動作　《発語動作》

◇ね　ら　い　　唇を開いたり閉じたり出来るようにする。
◇訓練の手順
　1．どのような姿勢をとらせるか（基本姿勢）
　　① 仰臥位で指導者のあぐら座の中に頭を置き，両手を左右の顎に当てる。
　　② 親指で唇の両端を横に引いていく。
　　③ 指導者は，自分の脚（脛の部分）を相手の頚・肩まわりにしっかり当てておく。
　2．どのように動かすか
　　① 唇の両端をゆっくり横に引いていく。
　　② 止まった所で，引き気味にして待つ。
　　③ 子供の腰がずれる時は，指導者の足で押さえて，ずれないようにする。
　　④ 口が大きく開いてしまわないように，当てた手で押さえる。
　3．うまくいった場合にはどうなるか
　　① 閉じた唇が横に開いて，力が抜ける手触りがある。
　　② 繰り返し訓練を重ねると，次第に早く力が抜ける。
　　④ うまくゆるめると，頚・肩は安定してずれたりしない。
　4．基本姿勢へのもどし方
　　① ゆっくり横に引いている親指をもどす。
　　② もどす時，口に力を入れさせない。
　　③ 途中で唇に力が入ってしまったら，そこでもう一度緩めさせる。
　　④ 首や肩が動かないように，軽く押しながらもどす。
☆注　意　点
　　① 子供が緩めないうちに，強引に引っ張ったりしない。
　　② 必ず手を洗ってから実施する。　　　　　　　　　　　　（O）

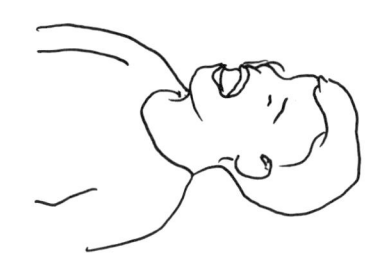

①口がゆがんでいる状態

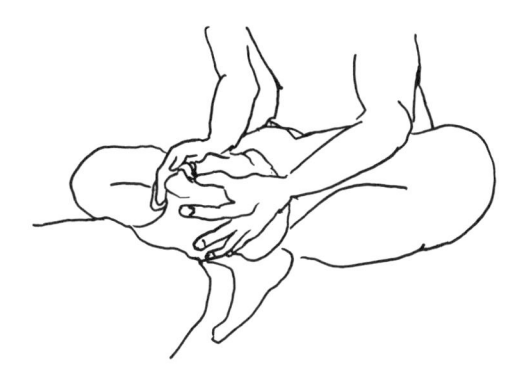

②口を横に引く動作の基本姿勢

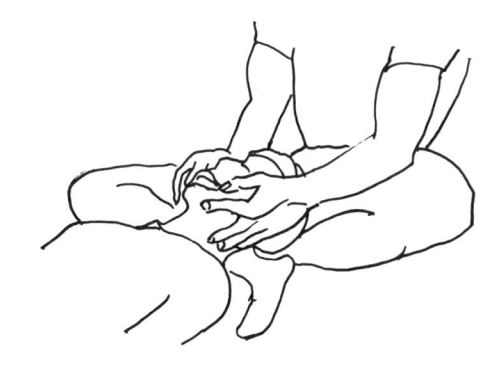

③口を横に引いて緩めた状態

寝る 16

舌を出す動作　《発語動作》

◇ねらい　舌を動かせるようにする。
◇訓練の手順
1．どのような姿勢をとらせるか（基本姿勢）
    ①　仰臥位で指導者のあぐら座の中に頭を置き，両手を左右の顎に当てる。
    ②　指導者は，自分の脚（脛の部分）を子供の頚・肩まわりにしっかり当てておく。
2．どのように動かすか
    ①　指導者が舌を出して，真似をするように指示する。
    ②　舌を出したら，しばらくそのままにさせたあと，引っ込めさせる。
    ③　子供の腰がずれる時は，指導者の足で押さえて，ずれないようにする。
    ④　顎が出たり頚が反らないように，当てた手で軽く押さえておく。
3．うまくいった場合にはどうなるか
    ①　舌が出ている時の顎の下の固さが，引っ込めた時に柔らかくなる。
    ②　繰り返し訓練を重ねると，引っ込めた時，次第に早く力が抜ける。
    ③　初めは舌が出てこなかったり，クネクネ動いてしまうが，次第にそれらの動きがなくなる。
    ④　繰り返すうちに，次第に舌をゆっくり出せるようになる。
    ⑤　うまく舌が出ると，口まわりがゆがまなくなる。
4．基本姿勢へのもどし方
    ①　舌をもどさせて，唇を閉じさせる。
    ②　指導者の手を離し，しばらくはそのままで楽に閉じていさせる。
☆注意点
    ①　ゆっくりやらせるようにする。
    ②　言葉が通じない場合は，何度もやって見せ，分かるかどうか試す。

(O)

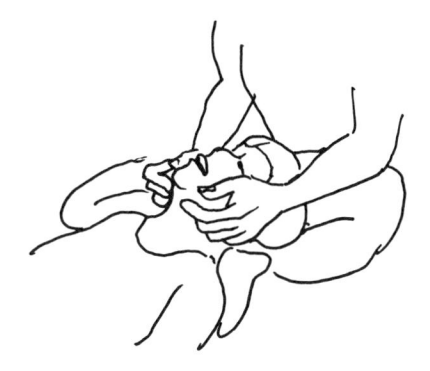

①舌を出す動作の基本姿勢

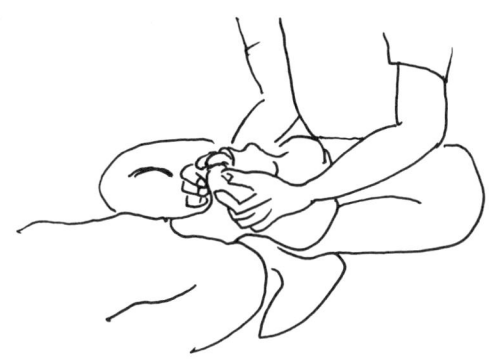

②舌を出したが，真っ直ぐならない場合

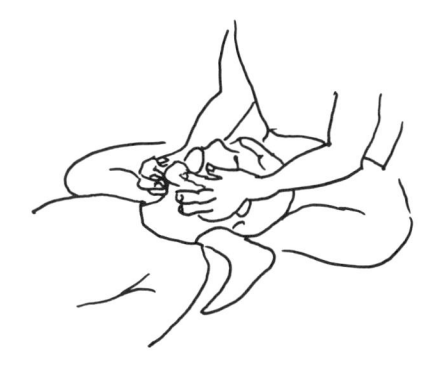

③口を開けて舌を引っ込めてしまう場合

III. すわる

1. すわることの意義
（1） 体を起こすことの心理的意義

　寝たきりで体を起こした姿勢がとれない子供では，体が平たく変形するだけでなく，人やおもちゃへの係わりも限定されている場合が見られます。ところが，このような子供が体を起こして座位姿勢をとれるようになると，周囲を見回したり，周囲のおもちゃなどにも手を出したりして，それまでよりも活動が広がることが見られます。

　このように，座位で体を起こすことは，単に身体的な問題だけでなく，寝た姿勢の世界から起きた姿勢の世界へと子供の世界観を変えるような心理的意義があるのです。

（2） 立位動作の基礎

　座位姿勢で上体を起こして保てないまま，立位動作だけを繰り返し訓練しても，崩れそうになる上体を保つ方に気持が向いてしまいがちで，なかなか脚や足の使い方は上達しません。立位姿勢において脚や足の動作（→ 144～153ページ）を訓練するには，ある程度上体が保持出来る必要があります。座位動作訓練は，このような立位動作の基礎となる上体の保持動作の訓練でもあるわけです。

（3） 座位姿勢での体のゆがみ

　座位姿勢で体は何とか起こせるものの，ゆがんでしまう場合がよく見られます。側弯は，その典型例でしょう。このような体のゆがみは，頭の保持動作とも関連して，呼吸や摂食動作を困難にする場合も見られます。

（4） 手作業動作の基礎

　手作業は，通常は座位姿勢で行うことになります。したがって，この座位姿勢が不安定であるために，腕に力を入れて体を支えてしまい，作業のために手を自由に使えない場合も見られます。このことは，座位動作の安定が，手作業動作の基盤となっていることを示しています。

2．すわる動作の評価と訓練の進め方

　すわる動作は，座位動作そのものと，座位動作からの発展としての書字動作が含まれています。ここでは，それぞれ分けて解説します。

（1）座位動作の評価と訓練の進め方

　座位動作は，次ページの図1のような流れで評価を行うとともに，訓練を進めていきます。図の中の四角形の中には74ページ以降に解説するモデルパターン動作（→　25ページ）を掲げてあります。そこでは，そのモデルパターンの動作状況を評価したり，その訓練を実施することを示しています。また，ひし形は，教師の判断を示しており，モデルパターン動作のどこに問題があるのかを判断したり，その動作がどの程度上達したかを評価して，その後の訓練内容を判断するところです。

　まず，「座位動作」として次の三つの動作をさせてみます。そして，体を真っ直ぐに起こした座位姿勢を保てるかどうかを評価します。

　○あぐら座をとる動作
　○左右重心移動動作
　○姿勢保持動作

　座位姿勢を保てない場合やそれが不安定な場合には，続いて次の三つの部位の動作のどこに問題があるのかを評価していきます。

　○股や脚の動作
　○軀幹動作
　○頚・肩動作

　「股や脚の動作」では，まず股がある程度開くことが必要です。股関節に脱臼がある場合には，あぐら座位で股を開くことに痛みや無理がないかについて，保護者や医師に確かめておくことが必要です。また，膝や足首にも，強い緊張が入ってしまっては，安定した座位姿勢はとれません。こうして，股や脚の動作が上達すると，「腰を起こす動作／1」が次第に上達してきます。

　「軀幹動作」では，いくつもの骨がつながった背骨が上体を支えていますので，どの部位でも前後左右に曲げることが出来ます。そこで，腰から頚までのどのあたりにどのような緊張が入っていたり，どのような動きが出来にくかったりするのかを細かく調べなければなりません。そのためには，次の五つの動

```
                    ┌──────┐
                    │ はじめ │
                    └───┬──┘
                        ↓
            ┌─────────────────────┐
            │ 《座位動作》              │
            │ あぐら座をとる動作      │
            │ 重心の左右移動動作      │
            │ 姿勢保持動作            │
            └──────────┬──────────┘
                       ↓
                  ╱ 上達したか ╲ ── はい ──→ ┌──────┐
                  ╲           ╱              │ おわり │
                       │いいえ                └──────┘
                       ↓
┌──────────┐ ┌──────────┐ ┌──────────┐
│《股や脚の動作》│ │《躯幹の動作》│ │《頸・肩の動作》│
│腰を起こす動作/1│ │胸伸ばし動作 │ │肩の開き動作     │
│            │ │背の反らし動作│ │背・首の伸ばし動作│
│            │ │背伸ばし動作 │ │頸のすわり動作/1│
│            │ │躯幹ひねり動作│ │頸のすわり動作/2│
│            │ │腰を起こす動作/2│ │              │
└──────────┘ └──────────┘ └──────────┘
                       ↓
        はい ── ╱ 上達したか ╲
                  ╲           ╱
                       │いいえ
                       ↓
            ┌─────────────────────┐
            │ 《寝る姿勢での          │
            │   身体各部位の動作》    │
            └──────────┬──────────┘
                       ↓
                  ╱ 上達したか ╲ ── はい ──┐
                  ╲           ╱
                       │いいえ
```

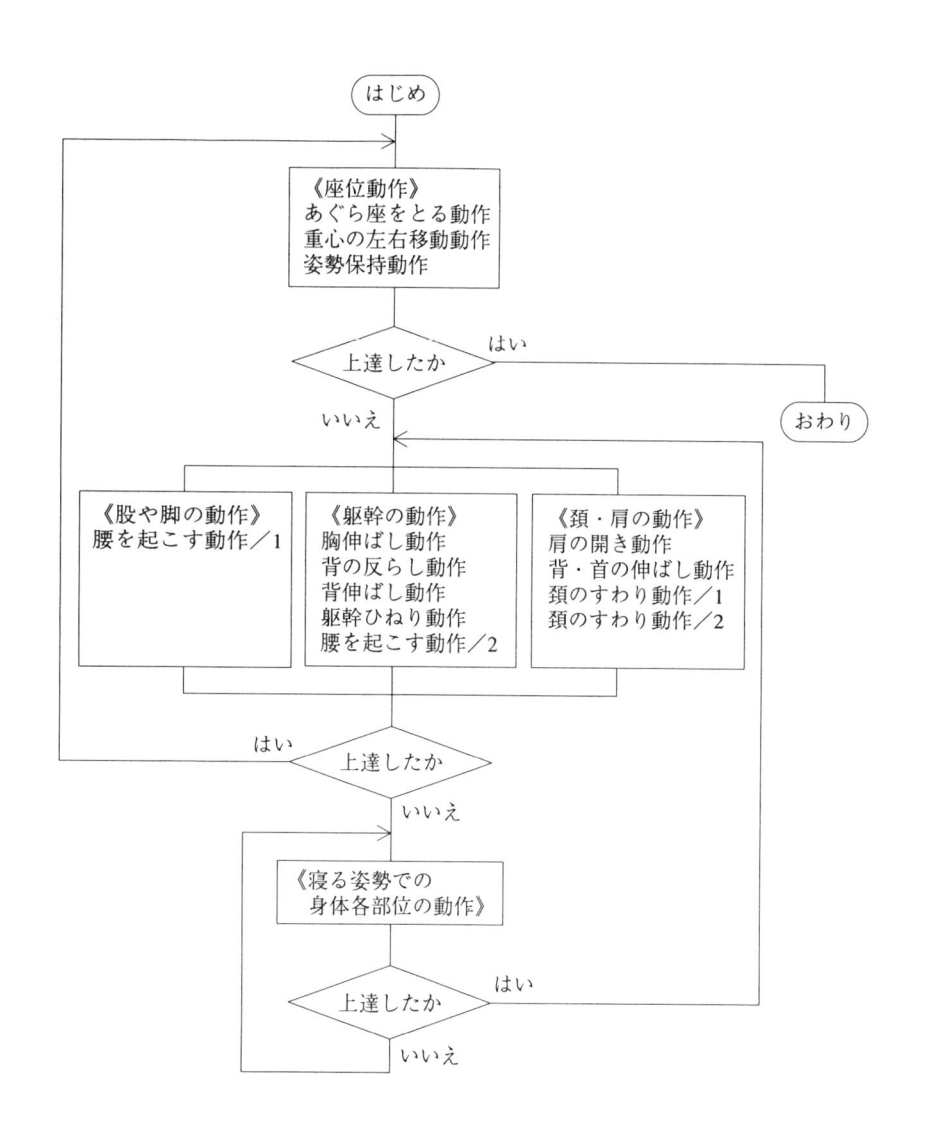

図1　すわる動作の評価と訓練の流れ図

作を試みてみます。
　　○胸伸ばし動作
　　○背の反らし動作
　　○背伸ばし動作
　　○軀幹ひねり動作
　　○腰を起こす動作／2
　また，「頚・肩動作」は，座位姿勢で頚がすわらないような場合に，特に問題となります。この時，次の三つの動作を使って，最初は頚と背の上部とを一緒に関連させながら使わせ，更に次第に頚と腰を一緒に関連させながら使わせて，頚を立てる動作を教えていきます。その際，肩に力が入りやすいので，事前に「肩の開き動作」をやっておきます。
　　○背・頚の伸ばし動作
　　○頚のすわり動作／1
　　○頚のすわり動作／2
　なお，座位姿勢がとれないために，このような訓練が困難であったり，なかなか座位姿勢での訓練では効果が出ない場合も見られます。そのような時には，問題となる部位について「寝る姿勢での身体各部位の動作」によって訓練してから，もう一度座位姿勢での訓練にもどります。
（2）書字動作の評価と訓練の進め方
　書字動作は，次ページの図2のような流れで評価を行うとともに，訓練を進めていきます。流れ図の見方は，座位動作の場合と同様です。
　まず，書字動作として次の四つの動作をさせてみます。そこで，すべての動作がゆっくりスムーズに出来るかどうかを評価します。
　　○物を持つ動作
　　○点を打つ動作
　　○線を引く動作
　　○書く動作
　これらの動作に問題がみられる場合には，次の二つの動作について，どこに困難があるのかを詳しく調べていかなくてはなりません。
　　○座位動作
　　○腕と手の動作

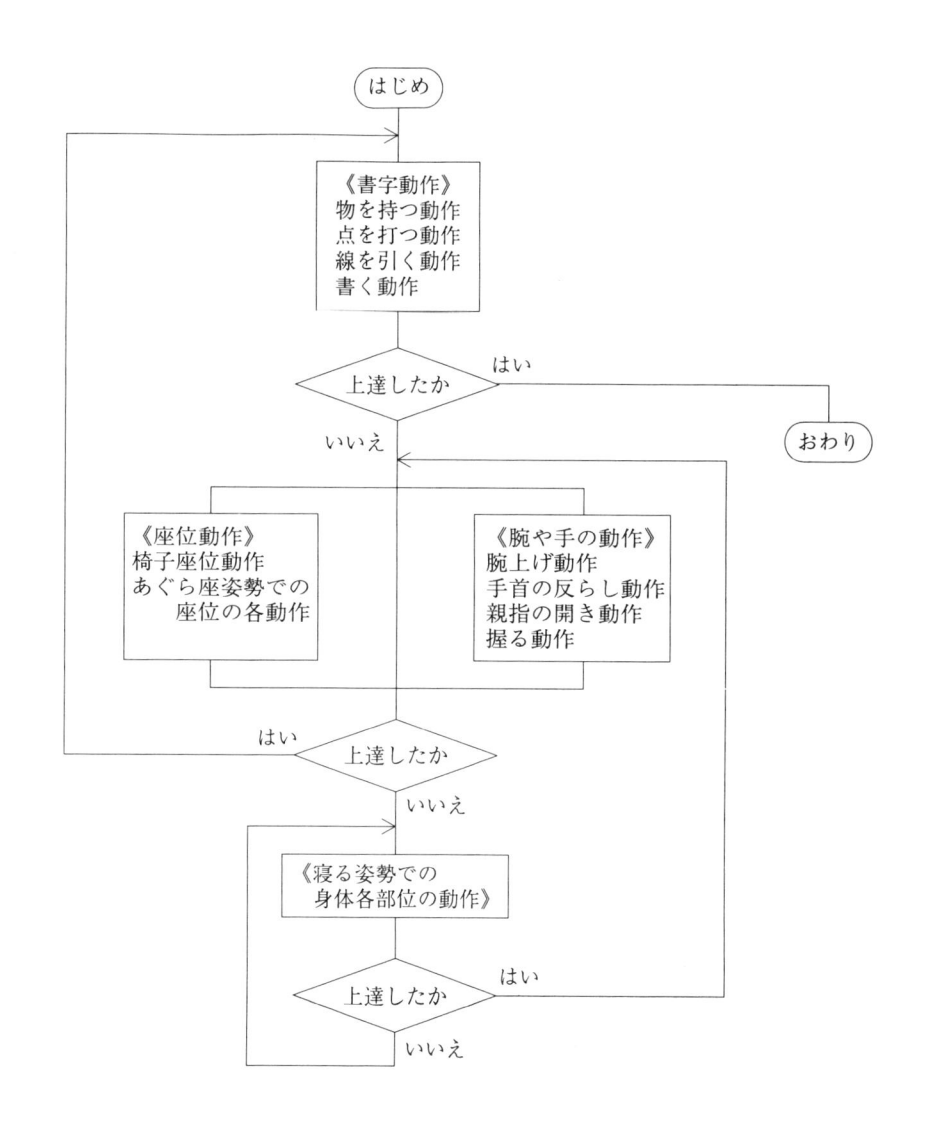

図2　書字動作の評価と訓練の流れ図

「座位動作」については，書字を行う時の「椅子座位動作」のどこに，どのような問題があるのかを調べることが必要です。また，椅子座位だけでなく，上述のあぐら座位での「座位動作」についても問題点を細かく見ていきます。
　一方，「腕と手の動作」では，椅子座位やあぐら座位の姿勢で，次の四つの動作について，順に腕から手先へと訓練を試みて，どこに問題があるのかを見ていきます。
　○腕上げ動作
　○手首の反らし動作
　○親指の開き動作
　○握る動作
　なお，椅子座位姿勢やあぐら座位姿勢そのものが困難であったり，座位姿勢では，腕と手の動作がなかなか改善しない場合も見られます。そのような時には，問題となる部位について「寝る姿勢での身体各部位の動作」を訓練してから，もう一度座位姿勢での訓練にもどります。

3．評価と訓練内容の判断

　評価の手順としては，基本的には座位や書字動作から始めて，次第に下位の動作課題（→　133ページ）の出来工合を調べていきます。
　一方，実際の訓練では，問題点が明らかになった下位の課題から訓練を始めて，次第に上位の動作課題へと指導を進めます。そして，最後には，訓練成果を座位動作や書字動作の中で確かめていくのです。
　なお，一つの動作課題が完全に出来るようになるまで続けるというのは，通常の1回の訓練時間内では困難です。次の訓練内容につながる程度まで上達すれば，次の課題に移った方がよいでしょう。この時，どの程度上達したら次の訓練に移れるかという判断は，次の条件によって変わってきます。
（1）子供の訓練の長期目標と短期目標
　長期的には，座位姿勢の保持を目標としていても，短期的には頚のすわりの安定をねらうような場合があります。その時には，「頚・肩動作」の改善をねらって，その訓練を重点的に時間をかけて行い，他の訓練は比較的簡略に実施することも考えられます。
（2）訓練計画

1回の訓練時間の長さは，自立活動（→　12ページ）の時間の指導で一人に40分とれる場合と，二人の児童生徒を一緒に指導するために一人には20分しかとれない場合があります。その時には，それぞれの動作課題にかけられる時間が異なるとともに，求める上達の度合いも違ってきます。また，訓練回数も，集中訓練のように1日に3回もある場合では，1回の訓練で一つか二つの動作課題を重点的に取り上げることも出来ますが，月に1回の月例訓練会などでは，1回の訓練で一つの訓練の流れがまとまるように動作課題の内容も考えなければなりません。

（宮﨑　昭）

☆ 事項解説

緩め方，動かし方のコツ

　子供が，「緩められる」「動かせる」ようになるための指導をする時，次の三つの点が重要です。
　第1に，子供の体の動かし方を練習する以前の問題として，指導者側の取り組み姿勢があります。「さあ，やるぞ」「うまくやるぞ」など気負いがあったり，ゆとりのない不安定な気持をあらわにして係わると，それが手の動かし方や言葉を通じて子供へ敏感に伝わり不安感を増大させたりすることがあります。気負わずゆったりとした態度で係わる必要があります。この係わり方が，緩め方や動かし方のコツの第一歩になります。
　第2に，指導者の訓練姿勢が安定していなければなりません。訓練姿勢が安定していないと子供への触り方がぎこちなくなったり，一方的になったりすることがあります。子供の緊張の様相や程度がしっかりと把握出来なくなるばかりでなく，指導者の手による動かし方の指示も十分に伝わらず，スムーズな練習が出来なくなるからです。
　第3に，指導者の子供の体への触れ方が大変重要です。まず，どの部位においても，手掌中央部から手を当てるようにし，いきなりガシッとつかんではいけません。特に指先に力を入れすぎないことです。指先に力が入りすぎると圧迫や痛みのために課題が不明確になることが多く，子供自身何をしてよいのか分からなくなるからです。
　そこで，「緩め方」を実際にどのようにしていけばよいのでしょうか。手掌中央部から当てた手を支えるように，子供の体に手指を当てていきます。手掌中央部のへこんだ所から空気を抜いていくといった感じで，中央部をぴったりつけ，緩めの方向・速さ・強さを子供の緊張の様相や程度に合わせて体の動きについていくと，フワァーとした緩みの感じが指導者によく伝わってきます。緩みが出てきた時，その緩みについて手を動かしていく，といった手順を繰り返すことが緩みの広がりを得ていくコツです。従来，ともすると指導者側の援助が大きすぎるため「緩んだ」といった実感が子供に感じさせられずに，子供は「やらされている」といった実感しか味わえないといったことも見受けられ

ました。つまり，上述の触れ方に強さ－速さ－方向性をいつも念頭においた係わり方が重要なわけです。

　次に「動かし方」はどのように援助していけばよいかということですが，「緩め方」と同様に手のひらでのやりとりによる援助が重要となります。

　ある程度の動きがある子供の場合は，手掌をぴったりと体につけて，やや負荷を加えながら待っていることです。動きが出てきたら正しい動きの方向を手ですばやく指示してあげるとよいでしょう。

　動きがうまく出てきにくい子供の場合は，例えば，あぐら座位で軀幹を立て直す動きを引き出したい時，ゆっくりと右か左のいずれかに体幹を倒していくと元の姿勢にもどそうとする力が手に感じられます。そこが大切な点になります。その点を過ぎると倒れてしまいます。この時，うまく力が入ってこない場合，手掌中央部に空気を入れていく感じで，負荷をゆっくり少なくしていくと動きが誘導しやすくなります。力が入ってきたら正しい動きの方向をすばやく決めてやることで力の方向もしっかりしてくるはずです。動きがある程度出てきてからは，むしろ子供自身の動きに対して負荷（対応した動きが出来る程度の負荷）を加えながら練習した方がより動きが実感されやすくなります。ここで重要なことは，触れ方と同時に，動きの中心点を明らかにすることにあります。それを明らかにしたうえで，上述の係わり方をしていくと子供は素直に楽に力を入れてくるようになってきます。

　以上が「緩め方」「動かし方」のコツの重要な点です。子供の緊張の状態に合わせた強さ－速さ－方向性を念頭にいれた触れ方と指導者側の安定した訓練姿勢ということです。訓練の際の指導者側の取り組み姿勢は，訓練技法を駆使する以前の問題として重要であることは言うまでもないことです。

（長田　実）

☆事項解説

子供の反応の見方

1．動作法における身体
（1）体に対する援助
　動作法と他の指導方法との最も大きな違いは，体に設定した課題の解決を援助することにあります。しかし，動作法で扱っている体は単に生理学や解剖学でいう身体とは異なります。
（2）一体となった心と体
　ここではその人の心の活動としての体を扱っているのです。つまり，動作法で扱っている体は，その人の心そのものであると言ってもよいのです。

2．動作法における手の役割
　体に対する課題を解決するための援助は，指導者の手が大きな役割を果たしています。指導者の手の役割には，①感じとって理解する，②課題を伝える，③課題解決の方向を援助する，といったことがあります。
（1）手で感じ取り，手で理解する
　① 感じ取ることの出来ない手──子供の問題を把握するための最初の段階は，子供の体に指導者が手で触れてみることです。その時，指導者の手に力が入っていたり，手が狭くなっていたりすると，子供に不安感や緊張感をもたらすだけで，課題解決の糸口はいっこうに見つかりません。
　② 感じ取って理解する手──子供の体を感じ取って理解するためには，指導者は自分の手を子供の体に対して，手のひらを開き柔らかい感じで密着させることが大切です。そうすると，子供の体のどの部位にどんな力が入っているのかということが分かります。また，どのくらいの力で触れると子供が嫌がったり，体を固くしてくるかということも分かります。
（2）手で課題を伝える
　① 課題を伝えない手──動作法で大切なことは，子供自身が自分で主体的に課題に取り組むことです。そのためには，子供が感じている困難に

対して子供自身が気持ちを向けることが出来るように援助しなければなりません。いきなり子供の体を強くつかんだり，体に強い力を加えたのでは，子供は不安や恐怖を感じてしまい，解決すべき自分の体に気持を向けることが出来ません。

② 課題を伝える手——課題を伝えるためには，解決すべき子供の身体部位に指導者の手を柔らかく当ててみることです。そして，子供がその部位に力を入れて押し返したりその部位を固くしてきたら，それを柔らかく受け止めて少し待ってあげ，子供が力を緩めたらまた少しだけ指導者の力を子供の体に加えるようにします。待っていても子供が力を緩めることができない時は，指導者の手を子供の体に密着させたまま少し力を緩めてみます。そのような工夫でも，子供は，その部位に気持を向けることが出来るようになります。

(3) 手で課題解決を援助する

① 課題解決を援助しない手——動きの訓練や座位や立位の訓練では，子供が自分で動かしているという主動感（→ 動作感覚，159ページ）や自分で頑張って適切な努力をしているという感じを高めることが大切です。指導者が子供の体を強い力でつかんで子供の動きを止めてしまったり，指導者が一方的に子供の体を動かしてしまっては，子供は主動感や努力感をつかむことが出来ません。

② 課題解決を援助する手——そのためには，立位の訓練では子供の腰をピターッと包むように手を当て，子供が自分で真っ直ぐに腰を伸ばそうとする動きにスーッと指導者の手の動きを合わせるようにします。また，子供が自分でどれくらい努力しているのかがわからないでいる時や，努力をすることによってどれくらい身体を真っ直ぐにすることが出来るかが分からない時は，指導者が子供の肩を包みこむような感じで手を当てて，ゆっくりと力を加えてみます。そうすると，子供が指導者の手の力を感じて，それに対応するように自分で力を入れることが出来ます。

（今野義孝）

☆用語解説

自　己　弛　緩

　脳性まひの子供は身体のあちこちの不当緊張（→　23ページ）のために動作が不自由であったり，姿勢にいろいろなゆがみが見られます。そこで，だれしもが関係する筋の過度で不当な緊張を緩めることによって，彼らの不自由の改善が図れるのではないかと考え，様々な緊張の緩め方が考案されてきました。

　しかし，この緊張の緩め方について，化学的なまたは生理的な刺激によるものと，自分で力を緩めることとを明確に区別しなければなりません。

　化学的なものでは筋弛緩剤があります。これは薬効がきれると緊張は元通りに強くなります。生理的なものとしては，氷で冷やす，ブラッシング，揺する等がありますが，その時に一時的な緊張の緩みは見られますが，これも持続はしません。

　これに対して，自分で緩めることは学習であるから，練習をとおして力の抜き方を覚えると，いつでも自分で不当緊張を緩められるようになります。この自分で力を抜くことを自己弛緩と言います。

（星野公夫）

☆用語解説

定　　　型

　脳性まひの子供は，同じ子供であっても様々な姿勢や動きを示すので，一定のパターンは見られないように思えます。しかし，彼らの姿勢や動作を注意深く観察すると，彼らは，一人一人が特有のゆがみを内在させた姿勢をとったり，動作を行っていることが理解出来ます。しかも，これらの姿勢や動作は，個人々々に一貫しており，しかも恒常的です。このような特徴を示す動作や姿勢を定型と言います。

（星野公夫）

☆用語解説

姿 勢 定 型

　姿勢定型は，脳性まひの子供の立位姿勢について観察する際の概念です。
　脳性まひの子供の立位姿勢を見ると，尻を後ろに突き出したり，背を反らせたり，猫背，顎を突き出す等の様々なゆがみをもち，しかも，そのゆがみは個人々々によって特有の型があります。このように，各個人独特の姿勢を姿勢定型と呼びます。姿勢定型は，学習障害としてのボディ・ダイナミックス（→　26ページ）と発達障害としてのGパターン（→　132ページ）との合併したものとして現われるのが普通です。
　寝たきりの子供でも姿勢定型が見られますが，重度障害児について見ると，寝たままではこの定型は明確には見られないことがあります。このような子供でも，指導者の援助のもとに身体を起こすと姿勢定型が生じ易くなります。

(星野公夫)

☆用語解説

動 作 定 型

　脳性まひの子供の歩き方や上肢の使い方を見ると，他と比較した場合はもちろん，同じ子供の動作でも時と場合によって様々な動き方をするので，彼らの動作に法則性を見い出すことは出来ないように見えます。ところが，彼らの動作を注意深く観察すると，例えば，腰を左後ろに引き頭を右に倒し右肩を上げて歩く子供は，腰を掛けて右手を使う時にも，左腰を引く緊張が生ずるために上体を左にひねり頭を右に倒し右肩を上げてしまうように，各個人によって正しい動きと異なる動作が恒常的に生じていることが分かります。
　このように，ある個人が一貫して恒常的な動きを自動的に生ずる場合を動作定型と呼びます。

(星野公夫)

すわる 1

肩押さえ　《準備動作》

◇ね ら い　　興奮や衝動をおさめて，落ち着いて座位姿勢をとる。
◇訓練の手順
 1．どのような姿勢をとらせるか（基本姿勢）
  ①　子供に体をよせて，子供の腰を折ってしゃがませ，股を開いて脚を組むように，一つ一つの動作を確認しながら，座位姿勢をとらせる。
  ②　後ろから，子供の両肩に指導者の両手を当てる。
 2．どのように動かすか
  ①　立ち上がろうとし始めた所で，それを肩においた手で柔らかく受けとめて，そうした動きが落ち着くのを待つ。
  ②　強引に押さえつけない。子供の体の動きに合わせながら，次第にその動きが落ち着く方向に少しずつ押さえ，自分で興奮をおさめてくるのを待つ。（押さえきれない時には，もう一度最初からやり直す。）
 3．うまくいった場合にはどうなるか
  ①　体をもぞもぞさせたり，立ち上がったりする衝動的な動きが，次第に少なくなって，落ち着いてすわっていられるようになる。
  ②　次第に，指導者の指示や訓練課題に注意を向けるようになってくる。
 4．基本姿勢へのもどし方
  ①　衝動的な動きが落ち着いたところで，肩に置いた指導者の手をパッと離さず，ゆっくりそっと離していく。
  ②　座位姿勢で，それまでよりも衝動や興奮がいくらかでも落ち着いてきた所で，1回の訓練を終える。（興奮が高まった所で終わりにしない。）
☆注 意 点
  ①　肩に手を置いて座位をとらせることだけにこだわらなくてもよい。
  ②　体全体を寝かせる「寝かせ」など，子供にとって分かりやすく，受け入れやすい課題から導入する。
  ③　段階的に指導して，次第に座位姿勢がとれるようにする。　　（M）

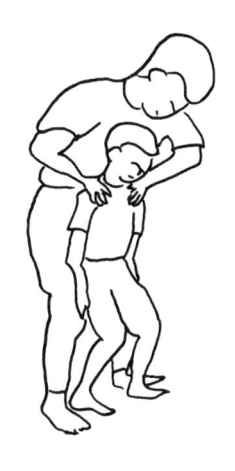

①両肩を押さえて座位姿勢へ誘う

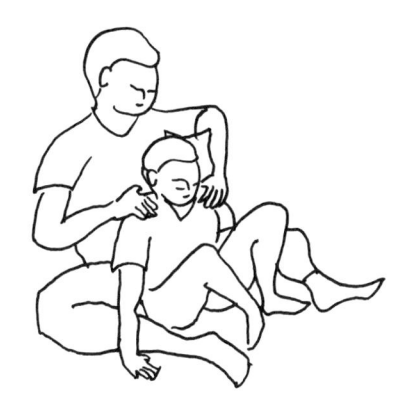

②立ち上がろうとするのを肩で受け止める

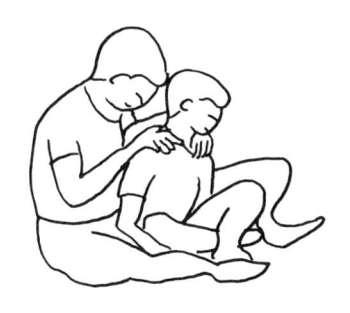

③あぐら座位で落ち着いた状態

すわる　2

肩の開き動作　《頚肩動作》

◇ね　ら　い　　　肩を後ろ斜め内側方向に緩めて，動かす。
◇訓練の手順
　1．どのような姿勢をとらせるか（基本姿勢）
　　① あぐら座位で上体を少し前に倒して腰を起こさせる。
　　② 指導者の片脚で腰を押さえたまま背を起こさせる。
　　③ 後ろから左右の肩を手のひら全体で包み込むように持つ。
　2．どのように動かすか
　　① 両肩を後方へ引き下ろすように，背骨を中心に丸く動かしていく。
　　　　（顎を突き出して首を反らせないように注意しながら行う。）
　　② 肩が上がらないように軽く押さえながら進める。（腰を浮かせてずらさないよう指導者のもう片方の脚で股を押さえたり，腕や手に力を入れたりしないように注意しながら行う。）
　3．うまくいった場合にはどうなるか
　　① 肩がきれいに支点を中心に動いて，緩んでくる感触が分かる。
　　② 胸も幾分そらす方向に緩み，腕が回外方向に緩んでくる。
　　③ うまく緩めると座位は安定してずれたりしない。
　4．基本姿勢へのもどし方
　　① 背中が丸まらないように注意する。
　　② 顎を突き出して，頚を縮めたり反ったりしないように押さえる。
　　③ 肩が上がらないように，注意深く上から押し気味にして，もどさせる。
☆注　意　点
　　① 指に力を入れて肩を強くつかまない。肩に手のあとがついたり，衣服がすれて擦り傷をつくったりしないように，指導者の手のひら全体が子供と密着するようにする。
　　② ゆっくりと動かしていき，肩に力を入れたり抜いたりする感じを子供が確かめられるようにしながら進める。
　　③ 衣服が引きつれて，頚を締め苦しくならないように注意する。（M）

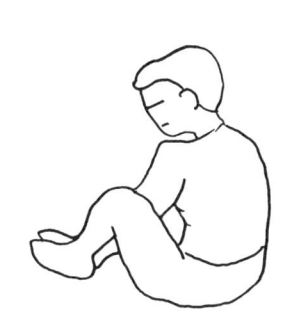

①訓練前の肩をすぼめた姿勢

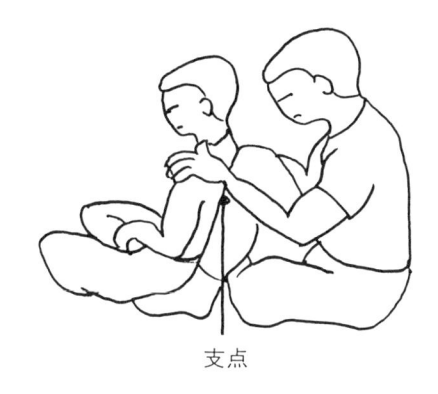

②訓練開始時の基本姿勢
（肩が丸まっている）

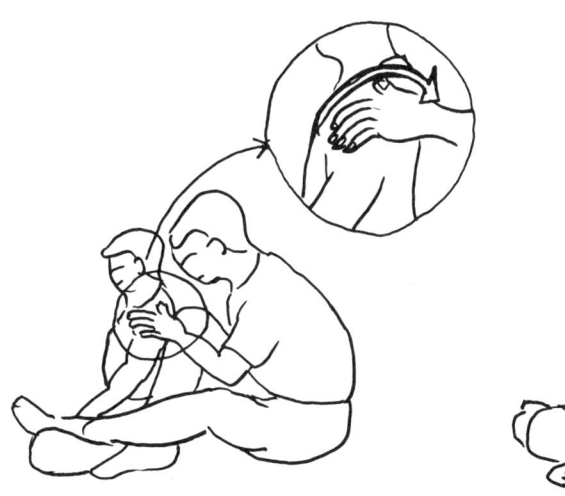

支点

③肩が反ってきた状態

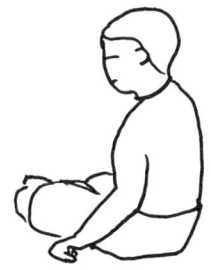

④訓練後の肩を楽にした座位

すわる　3

背の反らし動作　《頚肩動作》

◇ね　ら　い　　　背を反らす方向に緩めて，動かす。
◇訓練の手順
　1．どのような姿勢をとらせるか（基本姿勢）
　　① 両足裏を合わせた座位姿勢（楽座位）で，出来るだけ腰を起こす。
　　② 指導者の足を子供の大腿部にのせて股が開いてくるのを待つ。
　　③ 指導者の膝を締めて子供の腰が後ろに寝ないように押さえる。
　2．どのように動かすか
　　① ゆっくり子供の肩を後ろに引いて，支点の膝に寄りかからせていく。
　　　　（首が後ろに反らないように手の親指で軽く押さえながら行う。）
　　② 止まった所で引き気味にして待つ。（反らせた体を元にもどそうとし始めたら，そこでやめさせる。）
　　③ 子供の腰がずれないように，指導者の膝はしっかり締めておく。（反り返って腰を浮かせてきたら，軽く押さえて待つ。）
　3．うまくいった場合にはどうなるか
　　① 子供の体が反ってきて，力が抜ける手触りがある。
　　② 繰り返し訓練を重ねると次第に早く力が抜ける。
　　③ うまく緩めると座位は安定してずれたりしない。
　4．基本姿勢へのもどし方
　　① ゆっくり背を立てた基本姿勢まで体を起こさせる。
　　② 背中が丸まらないように補助する。
　　③ 首が反ったり，肩が上がったりしないように補助する。
☆注　意　点
　　① 緊張が強くても強引に引っ張ったり起こしたりしないで，子供が自分から体を緩めて，任せられる速度で訓練を進める。
　　② 股の緊張が強くて開きにくい子供は，足を組んだ座位で行う。
　　③ 指導者は壁を背にして，腰を壁につけて実施すると援助しやすい。

　　　　　　　　　　　　　　　　　　　　　　　　　　　　　　　　（M）

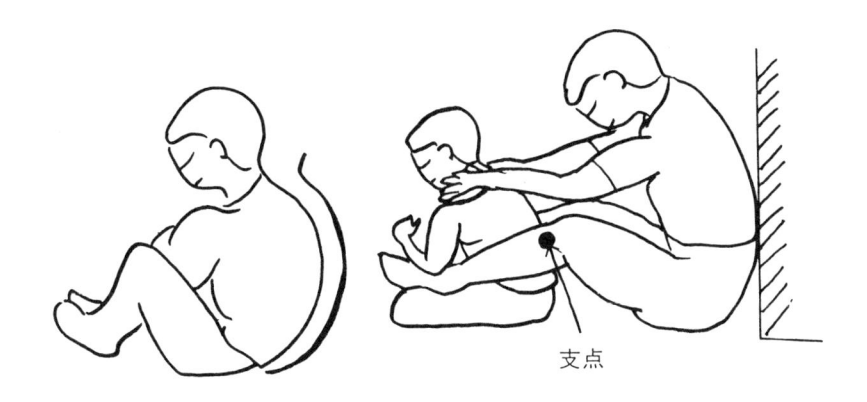

①訓練前の背を丸めた座位姿勢

②訓練開始時の基本姿勢
（腰をしっかり押さえておく）

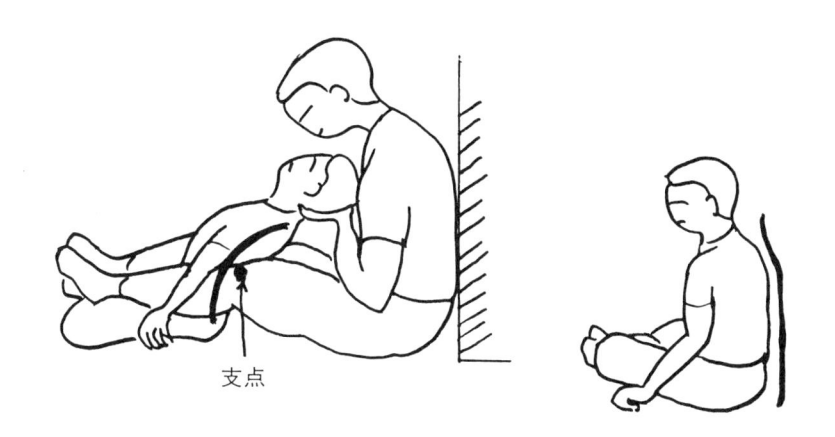

支点

③次第に上体を反らせた状態

支点

④訓練後の背が伸びた座位姿勢

すわる 4

背・頸の伸ばし動作　《頸肩動作》

◇ねらい　　　背と頸を反らし気味に伸ばす方向に緩めて，動かす。
◇訓練の手順
　1．どのような姿勢をとらせるか（基本姿勢）
　　① 出来る範囲で，股を開いて腰を起こしたあぐら座位をとらせる。
　　② 背中の上の方を支点にして背筋を伸ばし，出来るだけその真上に首をもってくる。背中を丸めたりして座位がくずれたらやりなおす。
　　③ 頸の後ろ側が伸びるように顎を引き気味の姿勢を取る。
　2．どのように動かすか
　　① 後ろから両手で首をはさむように支える。親指は頸の後ろ上部を支え，他の四指は顎を支えるようにする。
　　② 顎が突き出したりしないように注意して，頸の後部を上に伸ばす。
　　③ 頸と一緒に胸もいくらか反り気味になるように緩めていく。
　　④ 肩が上がらないように軽く押さえながら進める。
　3．うまくいった場合にはどうなるか
　　① 顎が出ないで頸の後部だけが伸びるような手触りがある。
　　② 頸と一緒に胸も反らす方向に緩み，背すじも次第に伸びてくる。
　　③ うまくゆるめると座位は安定してずれたりしない。
　4．もどし方と終わり方
　　① 背中が丸まらないように注意する。
　　② 顎を突き出す方向に頸を縮めたり，反らないように押さえる。
　　③ 肩が上がらないように軽く押しながらもどさせる。
☆注意点
　　① 強引に頸を引き伸ばさない。子供が自分で頸と背を真っ直ぐにする動作感覚が分かりやすいように，各部位の動かし方や方向を順次教える。
　　② 指導者の指に力が入りすぎて頸がしまったり，呼吸が苦しくなることがないように，押さえ方に気をつける。
　　③ シャントが入っている子供については，事前に医師と相談する。（M）

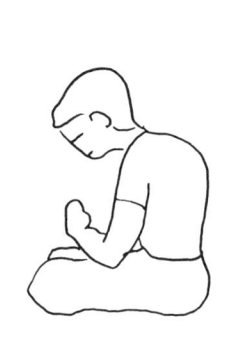

①訓練前の首を突き出した姿勢

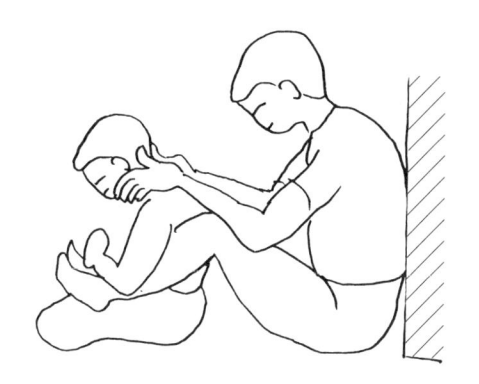

②訓練開始時の基本姿勢
（両手で頸を挟み込む）

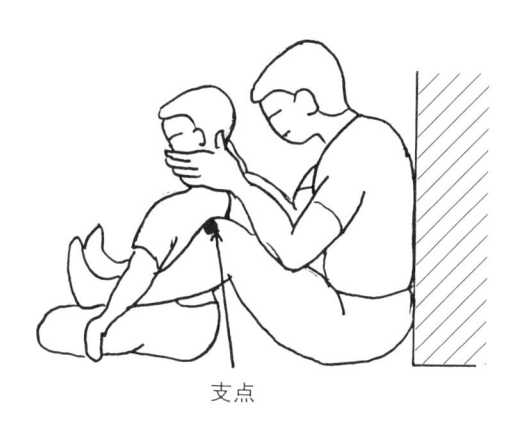

支点

③次第に頸すじが伸びていく状態

④訓練後に頸すじが伸びた状態

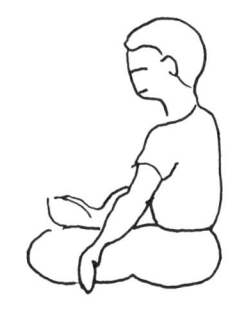

すわる 5

頚のすわり動作（補助あり）　《頚肩動作》

◇ねらい　　　頚を真っ直ぐに立てる力を入れ，保持出来るようにする。
◇訓練の手順
1．どのような姿勢をとらせるか（基本姿勢）
　① 両足裏を合わせた座位姿勢（楽座位）をとらせる。
　② 片脚のすねの軟らかい所で脊柱に沿って腰・背を支え，手は子供の頭部をやさしく包み込み親指で頚上部を，他の四指は顎を支え脊柱上部から頚にかけて真っ直ぐにする。
2．どのように動かすか
　① 真上の方向に力を入れやすいように，親指で方向づけをする。
　② 肩に当たっている手で，下方に軽く負荷をかける。
　③ 指導者の膝で背上部を押すようにするとともに，頚を立てさせる。
3．うまくいった場合にはどうなるか
　① 腰・背・頚を真っ直ぐにした状態で，支えが楽になる。
　② 腰から真上方向（頚の後ろ）への力が入ってくる。
　③ 肩・頚まわりの過度な緊張の出方が少なくなる。
　④ 頚の伸ばし方が分かってくると，顎の出方が少なくなるとともに背の丸みも少なくなってくる。
4．基本姿勢へのもどし方
　① 顎を突き出さないように，ゆっくりと手の力を緩めていく。
　② 頚を立たせた状態が崩れないように，ゆっくり手の力を緩めていく。
　③ 手の力を緩める途中で姿勢が崩れ始めたらそこで待ち，適切な力が入ってきたら，再び手をゆっくり緩めていく。
☆注意点
　① 顎の支えは軽くして，顎を強く引きつけないようにする。頚が真っ直ぐに立つと，結果的に顎が引けた状態となる。
　② 頚のすわり動作では，頚を立てさせるだけでなく，頚と胸の一連の動きの中で行わせる。

(N)

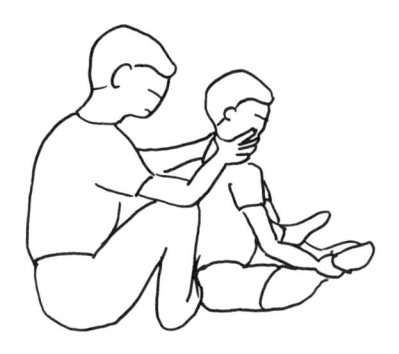

①上体から頚を
　真っ直ぐにする

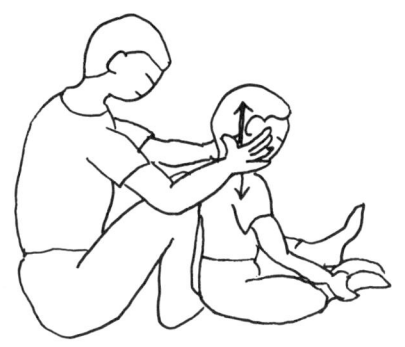

②上から下方への負荷に抗して
　頚を起こさせる

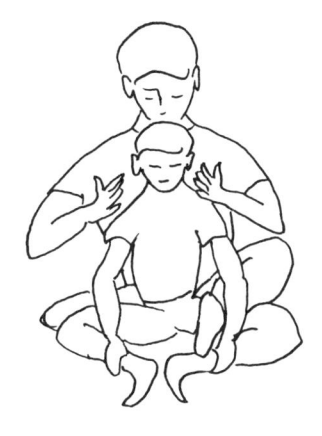

③そっと手をはなす

すわる 6

腰を起こす動作／1　《軀幹動作》

◇ね　ら　い　　　股を緩めて，腰の動きを広げる。
◇訓練の手順
1．どのような姿勢をとらせるか（基本姿勢）
　① 両足裏を合わせた座位姿勢（楽座位）をとらせる。
　② 指導者の足を子供の大腿部に軽くのせる。
2．どのように動かすか
　① 上体が反り返らない程度に腰と背上部を押さえながら，股を広げさせる。
　② 股が適度に開いてきたら，腰を起こしながら上体をゆっくり前又は左右に倒していく。
　③ 子供のお尻が浮かないように腰を指導者の脚で軽く押さえて，①②を段階的に繰り返し腰の動きの範囲を広げていく。
3．うまくいった場合にはどうなるか
　① 前又は左右へ倒すのに逆らうような力がスーと抜ける手触りがある。
　② 繰り返し練習することによって，次第に力の抜ける手触りが早くなる。
　③ うまく緩められて腰が起きてくると腰の動かせる範囲が広がる。
4．基本姿勢へのもどし方
　① 倒したままの上体を体の中央にもどし，ゆっくり体幹を起こさせる。
　② 腰が後ろ方向に倒れないように補助しておく。
　③ 頸・背が反らないように補助しながら，ゆっくりと体幹を起こさせる。
☆注　意　点
　① 股関節脱臼等がある場合は，決して無理をしない。
　② 一方的な力で腰を押し込んだりしないで，子供自身が自分で動かせる速度で練習を進める。
　③ 無理な姿勢や子供に苦痛を感じさせない位置からゆっくり練習する。

（N）

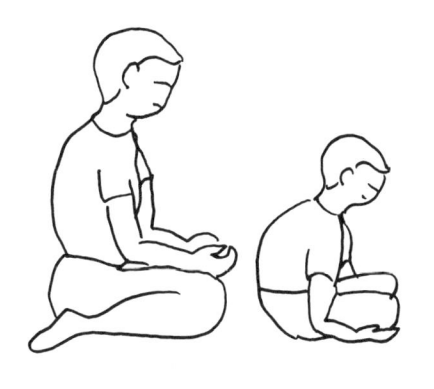

①背を丸めた姿勢

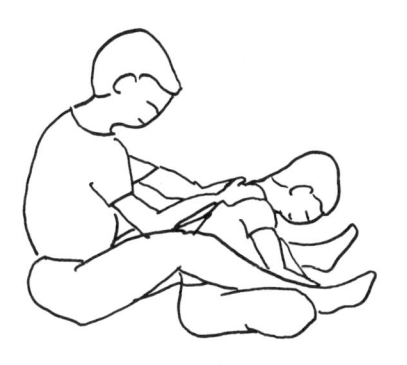

②脚による股の開き

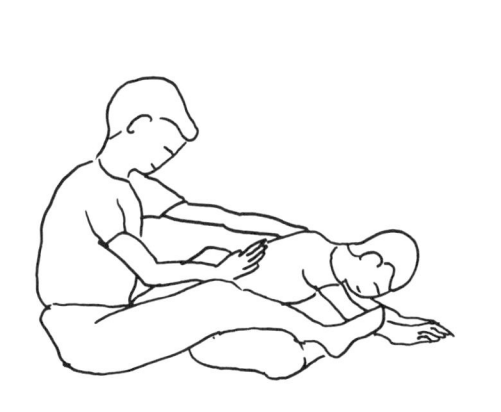

③腰起こしと上体の前屈

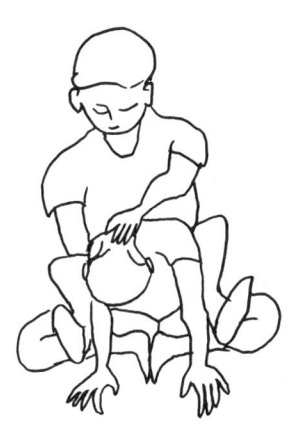

④上体の側倒

すわる 7

腰を起こす動作／2　　《軀幹動作》

◇ね ら い　　　腰を起こす方向に緩めて，動かす。
◇訓練の手順
 1．どのような姿勢をとらせるか（基本姿勢）
  ①　両足裏を合わせた座位姿勢（楽座位）をとらせる。
  ②　指導者の手で子供の頭部をやさしく包み込み，親指で頚上部を，四指では顎をそれぞれ支え，お尻から首までを真っ直ぐにする。
 2．どのように動かすか
  ①　肩に当てた手で下方に軽く負荷をかけ，腰を折らせる。
  ②　頚上部は，上の方向に力を入れやすいように，親指で方向づけをする。
  ③　脚で腰を押し上げるようにして，腰を立てさせるように援助する。
  ④　真っ直ぐの姿勢にしたり，腰を折らせたりする。
 3．うまくいった場合にはどうなるか
  ①　腰を立てる力が入った手触りがある。
  ②　自分で腰を折ったり，止めたり出来るようになる。
  ③　腰の動きが柔軟になり，バランスのとり方や姿勢を保持する力が高まる。
 4．基本姿勢へのもどし方
  ①　真っ直ぐの姿勢から腰を引かせた状態にもどし，ゆっくりと押さえた手を緩めていく。
  ②　顎を突き出さないようにゆっくりと手を緩めていく。
  ③　首・胸・背・腰がくずれないようにゆっくりと手を緩めていく。
  ④　手を緩めていく途中で姿勢の崩れが見られたら，そこで待ち，適切な力が入ったら，再び手をゆっくりと緩めていく。
☆注　意　点
  ①　上体を真っ直ぐにしたうえで，腰を折らせる。
  ②　腰がうまく折れない場合は，指導者の前に回した脚で，腰を折る方向に軽く引く。

(N)

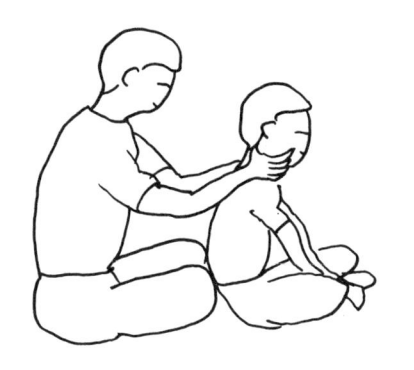

①真っ直ぐな姿勢をつくる

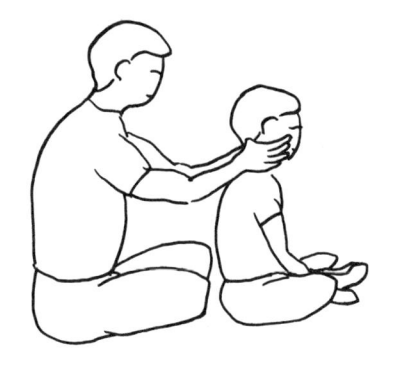

②真っ直ぐな姿勢から腰を折らせる

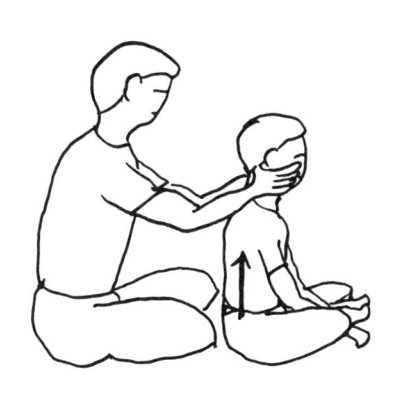

③自分自身による真っ直ぐな
姿勢へのもどし

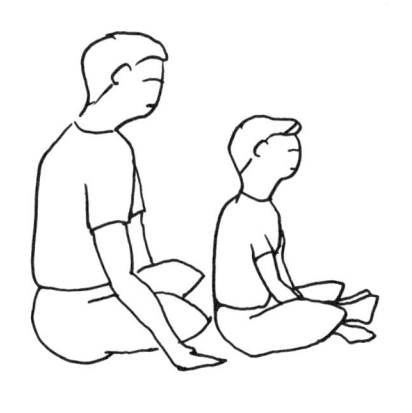

④支えの手を外す

すわる 8

軀幹ひねり動作　《軀幹動作》

◇ね　ら　い　　　軀幹をひねり方向に緩め，動かせるようにする。
◇訓練の手順
　1．どのような姿勢をとらせるか（基本姿勢）
　　① 両足裏を合わせた座位姿勢（楽座位）をとらせる。
　　② 子供の腰をはさんだ膝を締めて，子供の腰が引けないように押さえる。
　　③ ひねり方向と反対の腰が浮かないように，指導者の脚で押さえる。
　　④ 子供の背を反らしながら，ひねり方向に引いて膝に寄りかからせる。
　2．どのように動かすか
　　① ゆっくりと肩をひねり方向に引いていく。
　　② 止まった所で，ひねり気味のままにして待つ。
　　③ 子供の腰がずれないように，指導者の膝をしっかり締めておく。
　3．うまくいった場合にはどうなるか
　　① 体を反らしたひねり方向に体が動いて，力が抜ける手触りがある。
　　② 繰り返し訓練を重ねると，次第に力が抜ける手触りが早くなる。
　　③ うまく緩められると，軀幹への力の入れ方がうまくなり座位でのふらつきが減少してくる。
　4．基本姿勢のもどし方
　　① 背を立てた基本姿勢まで，ゆっくり体を起こさせる。
　　② 背中が丸まらないように，手や脚で補助する。
　　③ 首が反らないように，親指で補助する。
　　④ 肩が上がらないように，軽く下方へ押しながらもどさせる。
☆注　意　点
　　① 膝の当たる位置を変えて，ねらいとする緩め方をしっかりと行わせる。
　　② 無理な姿勢を避け，子供に苦痛を感じさせないようにゆっくり練習する。
　　　　　　　　　　　　　　　　　　　　　　　　　　　　　　　（N）

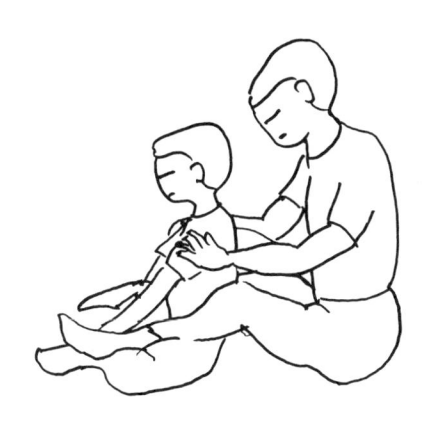

①子供の腰に膝を当てる 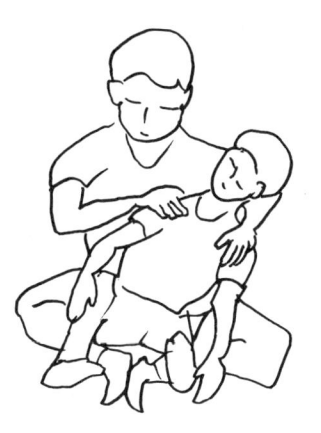　　②左にひねる動作（正面図）

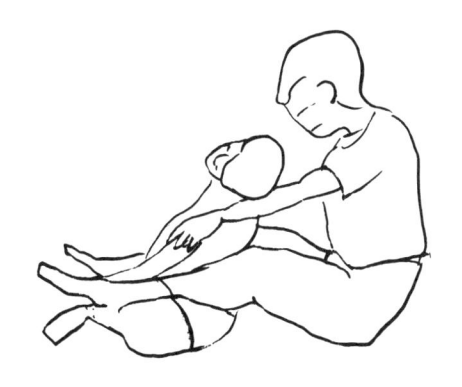

③左にひねり気味にして待つ 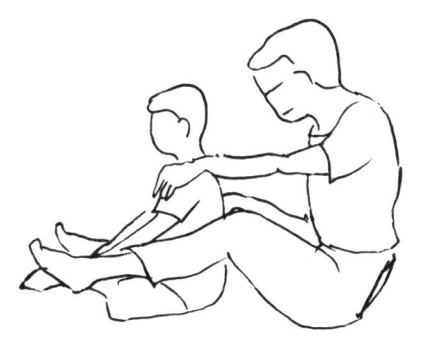　　④ゆっくりもどす

すわる 9

胸伸ばし動作　《軀幹動作》

◇ね ら い　　胸を伸ばし方向に緩めて，動かす。
◇訓練の手順
1．どのような姿勢をとらせるか（基本姿勢）
　① 両足裏を合わせた座位姿勢（楽座位）をとらせる。
　② 片脚のすねの軟らかい所で脊柱に沿って腰・背を支え，手は子供の頭部を包み込むように親指で頸の上部を，他の四指は顎を支え，腰から頸までを真っ直ぐにする。
　③ 子供をはさんだ膝を締めて，子供の体（胸の後側）を押さえ，同時に，腰が折れないように押さえる。
2．どのように動かすか
　① 子供の肩に当てた手で押さえ，ゆっくりと後方に引いていき，指導者の膝に背を当てて胸を反らし伸ばすようにしていく。
　② 止まった所で引き気味にして待つ。
3．うまくいった場合にはどうなるか
　① 胸が伸びて力が抜ける手触りがある。
　② 初めは背や頸を反らしたり曲げたり，お腹を突き出したりすることがあるが，繰り返すうちに次第にうまく出来るようになる。
4．基本姿勢へのもどし方
　① 背を立てた基本姿勢まで，ゆっくり体を起こさせる。
　② 胸が反ったり曲がらないように，ゆっくりもどさせる。
　③ 顎を突き出したり，頸が反らないようにゆっくりもどさせる。
　④ 肩が上がらないように，軽く押しながらもどさせる。
☆注 意 点
　① 反らせた時の膝の当たる位置が，上の方では胸，中ごろでは背，下の方では腰の緩みが，練習の課題となる。
　② 首の反りや顎の突出が強い場合は，それを止めさせて訓練する。

（N）

支点

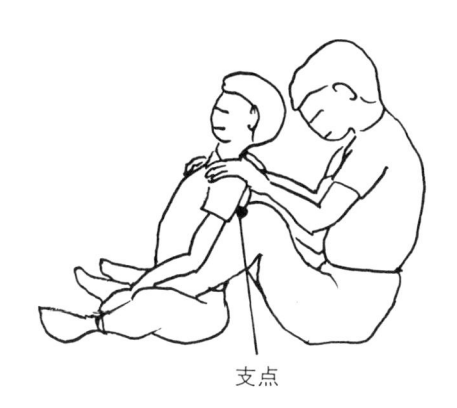

①肩を支え膝を背上部に当てる

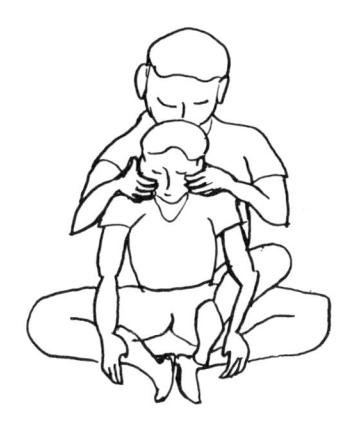

②頸・顎を支え右膝を背上部に当てる

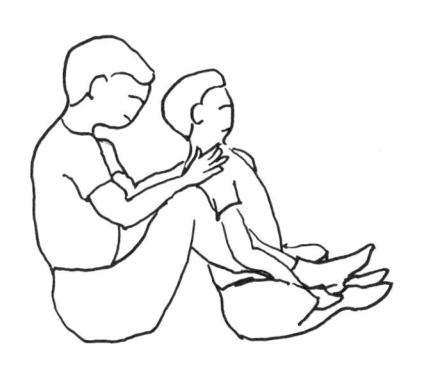

③反らし方向へ胸を伸ばす

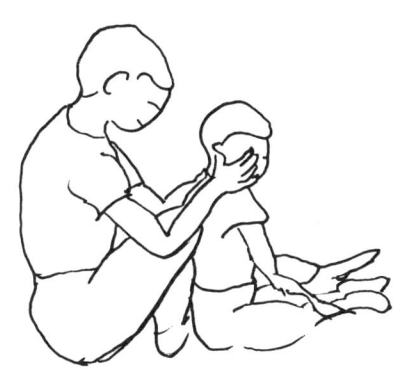

④ゆっくりもどす

すわる 10

背伸ばし動作　《軀幹動作》

◇ね ら い　　　背を伸ばす方向に緩めて，動かせるようにする。
◇訓練手順
1．どのような姿勢をとらせるか（基本姿勢）
　① 両足裏を合わせた座位姿勢（楽座位）をとらせる。
　② 片脚のすねの軟らかい所で脊柱に沿って腰・背を支え，手は子供の頭部を包み込み，親指で頚の上部を，他の四指は顎を支え，腰から頚までを真っ直ぐにする。
2．どのように動かすか
　① 頚を伸ばす方向に力を入れやすいように，親指で方向づけをしてやる。
　② 肩に当てた手で，下方に軽く負荷をかける。
　③ 腰・背を支えた脚で腰を押し上げるようにしながら，腰・背を伸ばす力の入れ方を練習する。
3．うまくいった場合にはどうなるか
　① 腰・背・頚を真っ直ぐにした手や脚の支えが楽になる。
　② 腰・背・頚を伸ばす力の入った手触りがある。
　③ 腰回りの崩れや，肩・頚回りの緊張が少なくなる。
　④ 座位姿勢でのバランスのとり方がうまくなる。
4．基本姿勢へのもどし方
　① 顎を突き出させないように，ゆっくりと手の力を緩めていく。
　② 頚・胸・背・腰が崩れないように，ゆっくりと手の力を緩めていく。
　③ 手の力を緩めていく途中で姿勢の崩れが見られたら，そこで待ち，適切な力が入ってきたら，再び手をゆっくり緩めていく。
☆注　意　点
　① 子供が体を任せて緩められるように，指導者が真っ直ぐの姿勢を無理にとらせようとしない。
　② 股の開きが不十分，腰が起こせない，頚が真っ直ぐにならない等によって，訓練の姿勢がとれない場合は，その準備を整えてから行う。（N）

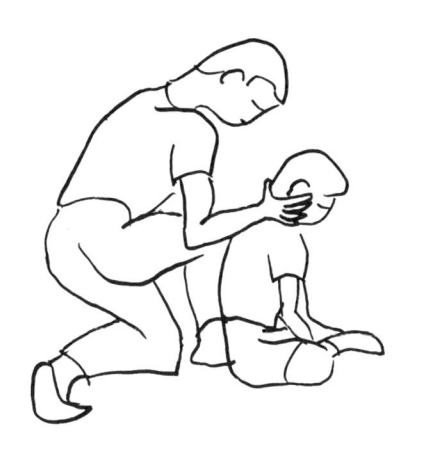

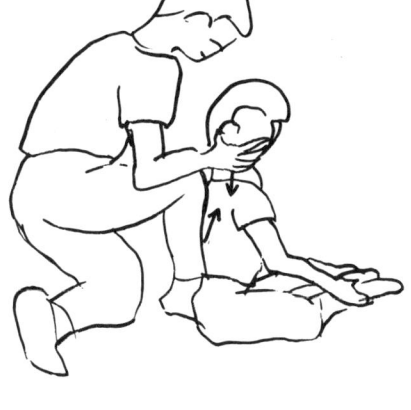

①真っ直ぐな姿勢をつくる

②力を入れる方向をきめる

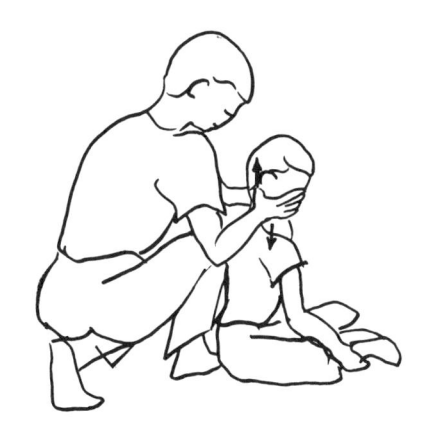

③脚で腰・背を押し上げる

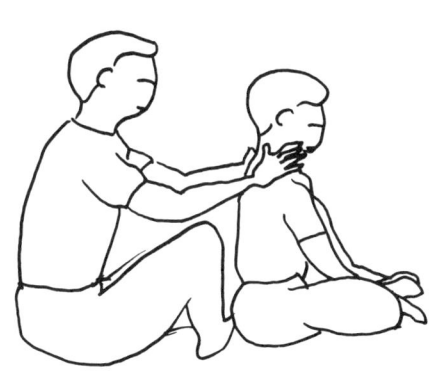

④ゆっくりと支えを外す

すわる 11

頚のすわり動作（補助なし） 《軀幹動作》

◇ね　ら　い　　頚を真上方向に動かす力を入れて，保持する。
◇訓練の手順
　1．どのような姿勢をとらせるか（基本姿勢）
　　①　両足裏を合わせた座位姿勢（楽座位）をとらせる。
　　②　腰を手で起こしてから，腰が倒れないように脚全体で支える。
　　③　ゆっくりと前屈姿勢をとらせる。
　2．どのように動かすか
　　①　前屈姿勢から両肩を支えた手で胸を開き気味にして，腰の方向に軽く押しながら，ゆっくりと上体を起こしていく。
　　②　指導者は，子供が軀幹・頚を立てやすい位置を見つける。
　　③　子供にとって，軀幹・頚を立てやすい位置が分かったら，そこで肩を腰の方向に軽く押しながら，力を入れてくるのを待つ。
　3．うまくいった場合にはどうなるか
　　①　前屈姿勢から軽く負荷を加えながら上体を起こしてやると，軀幹・頚を立てようとする動きが手で感じられる。
　　②　軀幹・頚に力を入れてきた位置で待っていると，次第に力を入れてくる手応えがはっきりしてくる。
　　③　両肩に手を当てて力の入れ方を練習させていくと，反りかえりやかがみこむ動きが少なくなってくる。
　4．基本姿勢へのもどし方
　　①　顎の突き出しや背が反ったり，かがみこんだりしないように，両肩に当てた手と腰を支えている膝をゆっくりと緩めていく。
　　②　手を緩める途中で姿勢の崩れが見られたら，そこで待ち，適切な力を入れてきたら，再び手をゆっくり緩めていく。
☆注　意　点
　　①　軀幹をうまく起こせない子供が多いので，体（特に胸まわり）を真っ直ぐに起こしてから，頚と軀幹に力を入れる練習をする。　　　　（N）

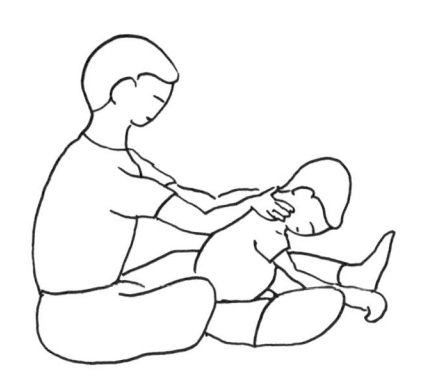

①両肩を支え上体を起こす

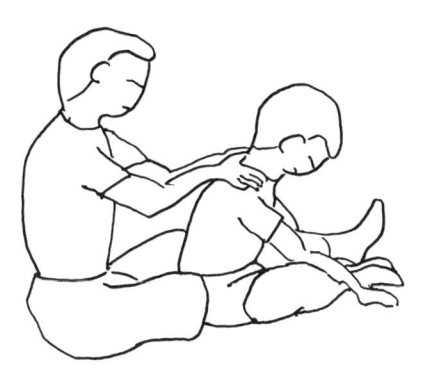

②頸・体幹の立てやすい位置を探す

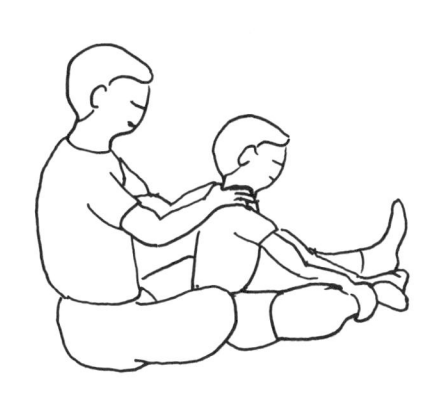

③頸と背を真上方向へ伸ばす

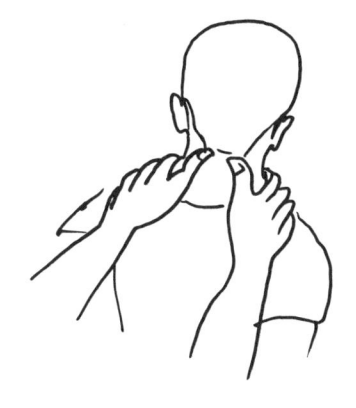

④指で頸の後を補助する

すわる 12

あぐら座をとる動作　《座位動作》

◇ねらい　　　あぐら座位の姿勢で，軀幹と首を真っ直ぐに起こす。
◇訓練の手順
1．どのような姿勢をとらせるか（基本姿勢）
　① 両足裏を合わせた座位姿勢（楽座位）で，出来るだけ腰を起こす。
　② 手や脚で子供の股を押さえて緩めてくるのを待つ。
　③ 指導者は後又は横から，子供の背中を脚で押しやすい姿勢をとる。
　④ 子供の頚が腰の上に位置するようにする。
2．どのように動かすか
　① 腰を引き背中を丸めた姿勢から，次第に腰を起こして背を伸ばす。
　② 途中で背中を起こせなくなったら，軽く背を押して力を入れる部位や動かす方向を示してやる。
　③ 首が後ろに反らないように注意して，頚すじに真っ直ぐに力を入れて体を起こさせる。
3．うまくいった場合にはどうなるか
　① 腰から背筋，頚までが曲がったり反らないで，真っ直ぐに保持出来る。
　② 前後に少し姿勢を崩しても，首は倒れないで，腰と軀幹部で真っ直ぐの姿勢にもどせる。
　③ 肩や腕の緊張が次第に少なくなってくる。
4．基本姿勢へのもどし方
　① 背を反らせたり，背を丸める緊張が強い場合には，その弛緩動作の練習を行ってから，自分で体を真っ直ぐにする力の入れ方を教える。
　② 首が反ったり，前に曲がっている場合には，頚動作の練習を先に行う。
☆注意点
　① 子供によっては，上体を前に倒し，腰を立てた状態から背中を起こしてくる動作の方が練習しやすい場合もある。
　② 頚と背と腰の位置関係によって力の入れにくい場合があるので，三者の位置関係をよく観察しながら練習する。　　　　　　　　　　（M）

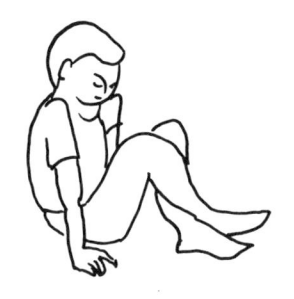

①股を閉じ,腰を引いて背中を丸めた姿勢

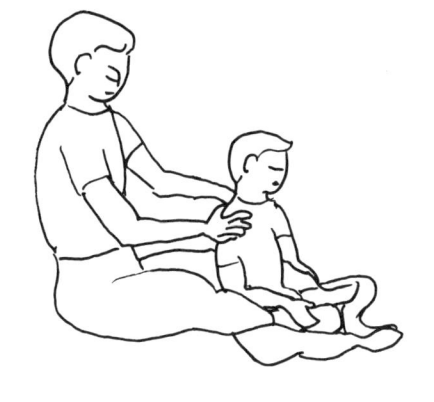

②指導者の脚で股を開いていく

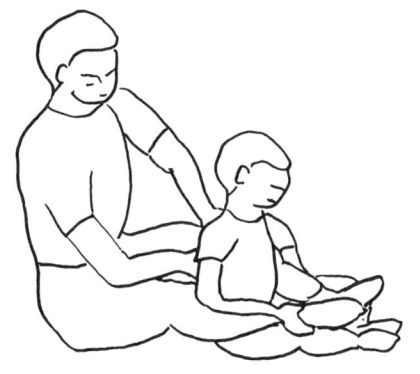

③背筋が伸びてきた状態

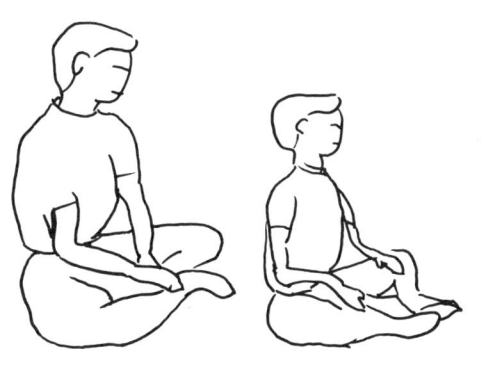

④訓練後,腰が起きて背が伸びた状態

すわる 13

重心の左右移動動作　《座位動作》

◇ね ら い　　片側に重心をかけた姿勢で,すわっていられるようにする。
◇訓練の手順
 1．どのような姿勢をとらせるか（基本姿勢）
　① 両足裏を合わせた座位姿勢（楽座位）をとらせる。
　② 片脚のすねの外側の柔らかい所で脊柱に添って腰・背を支え,手は子供の頭部をやさしく包み込み親指は頚上部を,他の四指は顎を支え,腰から頚までを真っ直ぐにする。
　③ 真っ直ぐの姿勢から重心を左右片側に移した姿勢にする。
 2．どのように動かすか
　① 左右片側に重心を移動させた姿勢から,頚・顎を支えた手で下方に軽く負荷をかけ,腰を折らせる。
　② 頚の後は,真上の方向に伸ばしやすいように,親指で方向づけをする。
　③ 腰に当てた脚で腰を押し上げながら,真上方向への力を入れさせる。
　④ 真っ直ぐの姿勢にしたり,腰を折ったり,止めたりする。
 3．うまくいった場合にはどうなるか
　① 腰から頚へと力を入れる手触りがある。
　② 腰まわりの崩れが減少し,肩・頚まわりの余計な緊張の出方が減る。
　③ 自分で腰を折ったり止めたり出来て,動かし方の柔軟性が高まる。
　④ 腰の動きが柔軟になり,バランスや姿勢保持がうまくなる。
 4．基本姿勢へのもどし方
　① 頚・顎,胸,背,腰が崩れないように,ゆっくり手の力を緩めていく。
　② 元の姿勢の状態にもどしてから,ゆっくりと手の力を緩めていく。
　③ 手の力を緩めていく途中で崩れが見られたら,す速く適切な力を入れさせてから,再び手の力をゆっくり緩めていく。
☆注 意 点
　① 左右に重心を移動した時に,座位が崩れないように腰や頚を押さえておく。

(N)

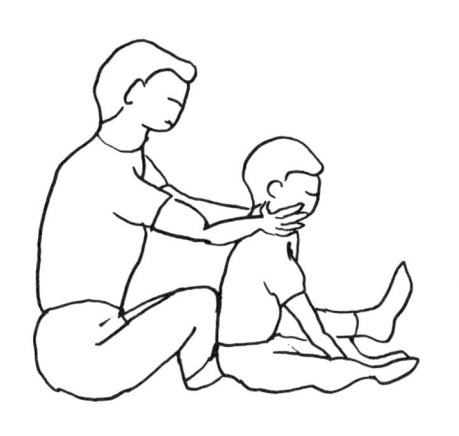

①真っ直ぐな姿勢をつくる
（側面）

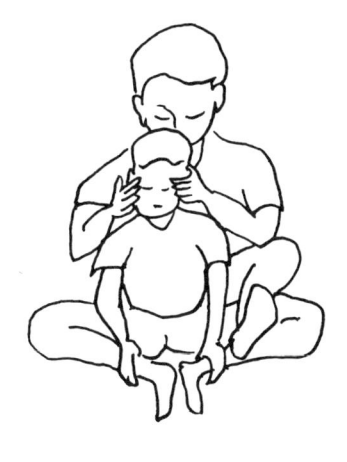

②真っ直ぐな姿勢をつくる
（正面）

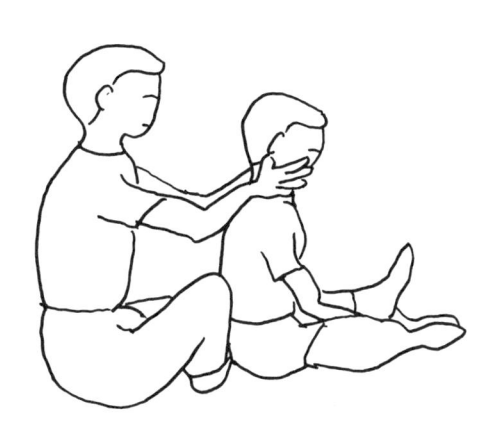

③上方向に支えながら
　片側に重心を移動する
（側面）

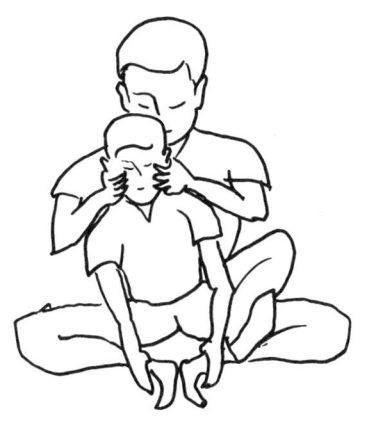

④上方向に支えながら
　片側に重心を移動する
（正面）

すわる 14

姿勢保持動作　《座位動作》

◇ねらい　　　姿勢の立て直しを通じて，座位姿勢保持の柔軟性を高める。
◇訓練の手順
 1．どのような姿勢をとらせるか（基本姿勢）
　① 両足裏を合わせた座位姿勢（楽座位）をとらせる。
　② 上体をゆっくりと前又は後に倒す。
　③ 上体をゆっくりと左又は右に倒す。
 2．どのように動かすか
　① 子供の腰や脚が不安定な時は，指導者の足を子供の大腿部に軽く乗せる。
　② 肩を押してゆっくりと前（後）方向へ倒し，元の位置にもどさせる。
　③ 肩を押してゆっくりと左（右）方向へ倒し，元の位置にもどさせる。
 3．うまくいった場合にはどうなるか
　① 腰をもどそうとする動きと，上体を立てる動きが同時に見られる。
　② 頚を立てる動きが，はっきりと見られる。
　③ 繰り返し訓練を重ねると，補助なしでも同様の動きが出来るようになり，バランスをとることがうまくなる。
 4．基本姿勢へのもどし方
　① 頚が反ったり屈曲しないように，元の位置にもどさせる。
　② 背中が丸まらないよう膝で軽く支えながら，元の位置にもどさせる。
　③ 肩を上げないように下へ押しながら，元の位置にもどさせる。
☆注　意　点
　① 股や腰まわり，軀幹，頚の動きの練習をして，準備を整えておく。
　② 楽座位姿勢の時，踵が膝より内側に入らないようにする。
　③ 子供自身がもどせる範囲で行い，段階的に動きの幅を広げる。
　④ 腰の姿勢が崩れないように，しっかりとすわらせておく。　　（N）

①前方向に上体を倒す

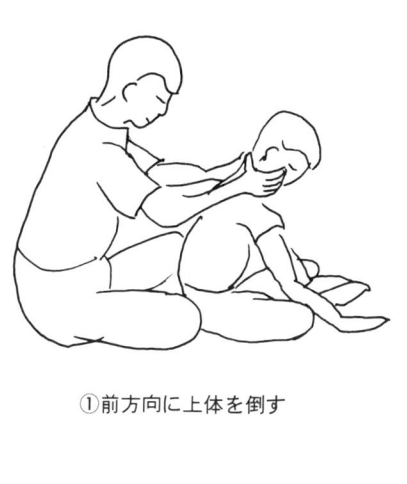

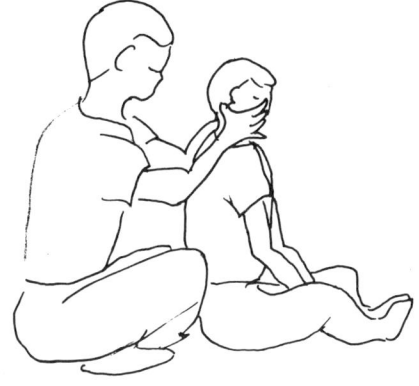

②自分で元の姿勢にもどさせる

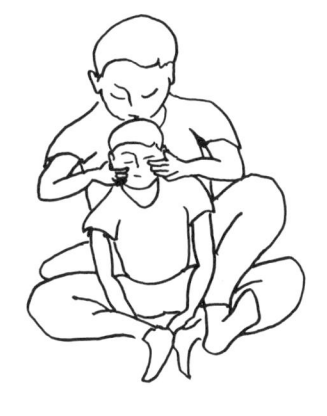

③横方向に上体を倒す

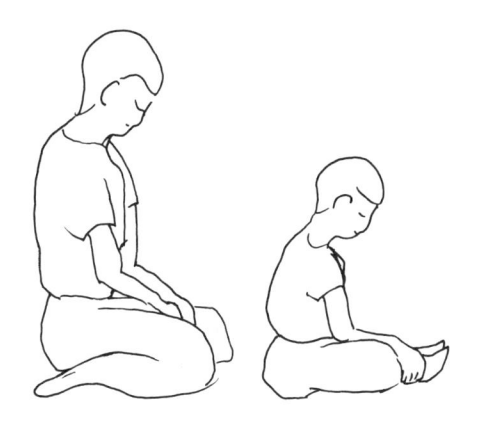

④座位で上体をバランスよく保持する

すわる 15

腕上げ動作　《座位動作》

◇ねらい　　　腕を上げる方向に緩めて，動かす。
◇訓練の手順
　1．どのような姿勢をとらせるか（基本姿勢）
　　① 股を楽に開いて腰を立てたあぐら座位をとらせる。
　　② 指導者は，なるべく子供に体を寄せて体が動かないように寄り添う。
　　③ 肩が，上がったり前に突き出ないように補助する。
　2．どのように動かすか
　　① 後ろから肘と手首を補助し，少し内側をとおって腕をゆっくり上げる。
　　② 途中で，肩を上げたり突き出したりしないように，しっかり肩を押さえておく。
　　③ 出来れば，手首は反らしたまま押さえて，腕を上げていく。
　3．うまくいった場合にはどうなるか
　　① 腕がスムーズに引っかかることなく，耳の横をとおって上まであがる。
　　② 腕を見るなど，気持を腕に集中し，行動が落ち着いてくる。
　　③ 部分的に緊張があって引っかかっても，少し待てばそれを緩める。
　　④ 座位が安定してずれたり，体を反らせたりしなくなる。
　4．基本姿勢へのもどし方
　　① 背中が丸まらないように注意する。
　　② もどす速度が速すぎないように注意して，出来れば自分でもどさせる。
　　③ 肩が上がったり突き出ないように，軽く押さえながらもどさせる。
☆注　意　点
　　① 寝た姿勢で行う場合と違って，座位がぐらついたり，肩が動いたりしやすいので姿勢の支え方に注意する。
　　② 反発するなどの興奮状態が見られる場合には，指導者の体で子供の体を包み込むようにして，子供の興奮を落ち着かせてから行う。
　　③ 子供の後ろから補助する時は表情が見えにくいので，腕の動きに特に注意を払いながら，子供に腕の動かし方を体験させる。
　　　　　　　　　　　　　　　　　　　　　　　　　　　　　　（M）

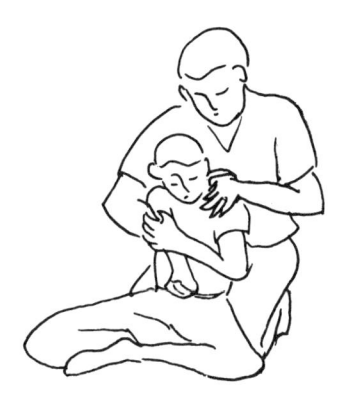

①腕を曲げて縮めている姿勢

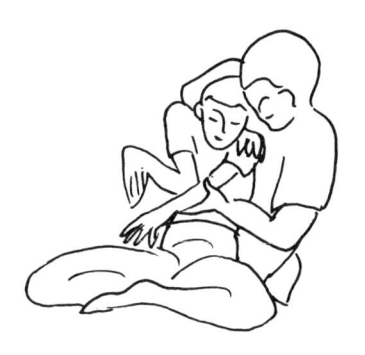

②肩を押さえながら肘を
　持って腕を内側に動かす

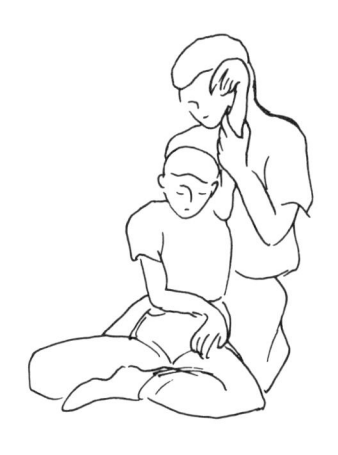

③腕が上がった状態

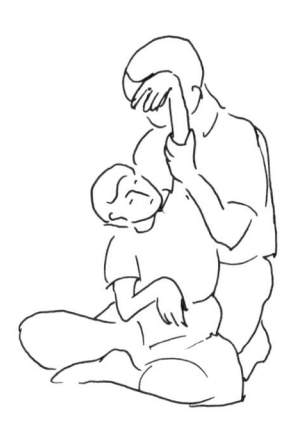

④腕に注意を向けてゆっくり
　下ろす

すわる 16

手首の反らし動作　《座位動作》

◇ねらい　　　手首を反らす方向に緩めて，動かす。
◇訓練の手順
1．どのような姿勢をとらせるか（基本姿勢）
　① あぐら座位をとらせ，出来るだけ肩や首を弛緩させる。
　② 指導者は，子供の肩が上がらないように押さえながら肘を伸ばす。
　　　（肘を突っ張る緊張が強い場合には，逆に少し肘を曲げる）
　③ 子供の手のひらが上を向くように，腕をひねる緊張を緩める。
　④ 子供の手のひらに指導者の手を合わせ，手首を真っ直ぐにする
　⑤ 手のひらは出来るだけ開き，指も出来るだけ先まで伸ばす。
2．どのように動かすか
　① 肘を伸ばしたまま，ゆっくり子供の手のひらを反らしていく。
　② 動きが止まったり手首や腕に力を入れてきたら，そこで押さえて待つ。
　③ 肩や肘，指などに力を入れてきたら，手首を反らす動きをいったん止めて，それらの緊張を緩めるのを待ってから，手首の訓練を続ける。
3．うまくいった場合にはどうなるか
　① 肩や肘に力が入らず腕もひねらないで，手首がスムーズに反っていく。
　② 手のひらは最初よりも楽に開いており，指も楽に伸びている。
　③ 手首をゆっくりもどすことが出来，その部位に注目して見たりする。
4．基本姿勢へのもどし方
　① 手首がある程度まで反ったら，ゆっくりと元の状態までもどさせる。
　② 肩や肘や腕，又は手のひらや指によけいな力が入ったら，これを押さえて緩めてくるのを待ち，手首だけをゆっくり自分で動かさせる。
☆注意点
　① 肩や肘や腕の緊張を緩める訓練を先に実施しておくなどして，手首を反らす動作を子供が練習しやすい準備条件を整えておく。
　② 強い力で押すと，子供は手首や肘に痛みを感じるので強引に押さない。
　③ 肘が体側から離れたり手首が曲がらないように注意する。　（M）

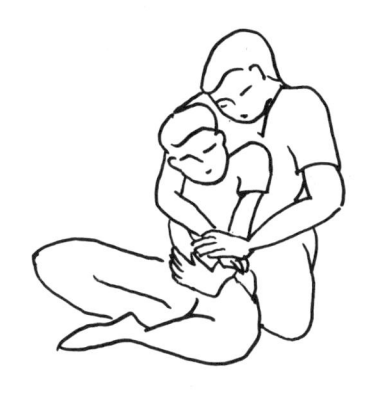

①腕がねじれ
　手首が曲がっている

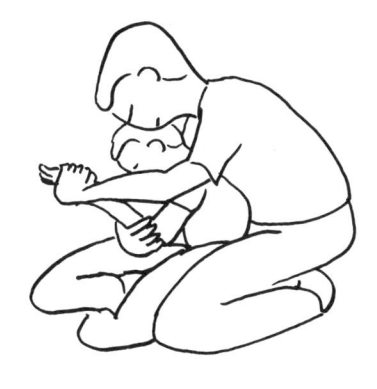

②あぐら座位で手首を
　反らせ始めた状態

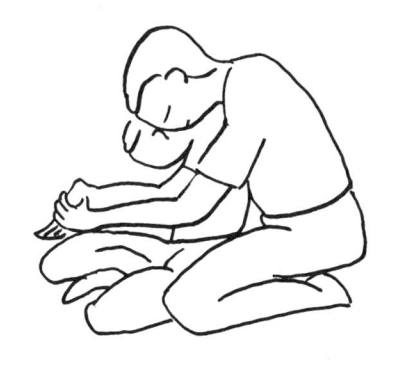

③手首が十分に反って
　いる状態

すわる 17

親指の開き動作　《座位動作》

◇ね　ら　い　　　手のひらを開くとともに，親指を外側に緩めて動かす。
◇訓練の手順
　1．どのような姿勢をとらせるか（基本姿勢）
　　①　あぐら座位をとらせ，出来るだけ肩や腕を弛緩させる。
　　②　子供の手のひらが上を向くように腕を押さえる。
　　③　指導者の片手で人差指から小指までの四指を十分に伸ばして押さえ，もう一方の手で親指を伸ばしながら，その付け根の母指球部を押さえる。
　2．どのように動かすか
　　①　ゆっくり親指とつけ根の母指球部の両方を外側に開いていく。
　　②　開く動きが止まった所で，親指と母指球部を開き気味にして待つ。
　　③　他の指を曲げたり，腕や手首をひねる力を入れてきたら，親指を開く動きをいったん止めて，そのまま肘や腕の力を抜かせて腕と手を正しい位置にもどしてから，再び親指を開く動きを続ける。
　3．うまくいった場合にはどうなるか
　　①　親指が伸び，付け根の母指球部が楽に開いてくる。
　　②　親指とともに他の四指もよく伸びて，手のひらが十分に開いてくる。
　　③　四指に向かい合わせて親指を曲げる動かし方が上達してくる。
　4．基本姿勢へのもどし方
　　①　四指に向かい合うように親指と母指球部を閉じる方向に曲げさせる。
　　②　親指が四指に並ぶ方向に力が入ってきたら，それを押さえてやめるのを待つ。
　　③　親指と一緒に，腕や手首をひねる力を入れてきたら，そうした動きを押さえてやめるのを待ってから，再び親指を閉じる動きを続ける。
☆注　意　点
　　①　肘や手首の緊張が強い場合には，それらの訓練を先に実施しておく。
　　②　親指や母指球の動きは小さいので，それらの動作感覚が子供に分かりやすいように，ゆっくりした速度で行う。
　　　　　　　　　　　　　　　　　　　　　　　　　　　　　　　（M）

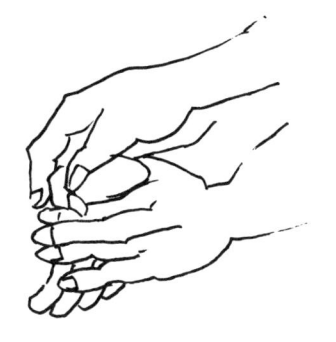

①親指をすぼめている

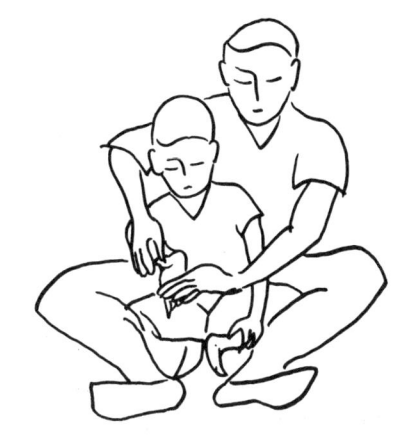

②あぐら座位での手の
　ひらの押さえ方

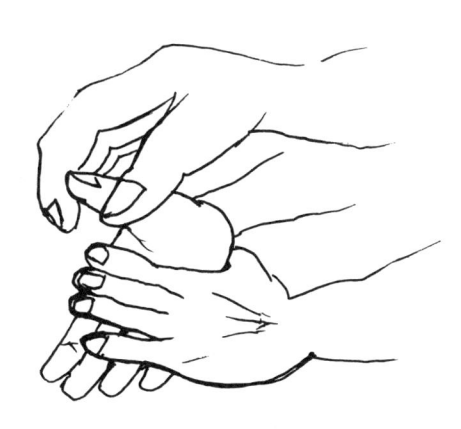

③手のひらを開く

すわる 18

握る動作　《座位動作》

◇ね　ら　い　　　手を開いたり，ゆっくり握ったりする。
◇訓練の手順
1．どのような姿勢をとらせるか（基本姿勢）
　① あぐら座位をとらせ出来るだけ肩や腕を弛緩させる。
　② 子供の肩が上がらないように注意しながら肘を押さえる。
　③ 子供の手首を真っ直ぐにして手のひらが上を向くようにする。
　④ 子供の手のひらに，指導者の人差し指と中指2本又は人差し指から薬指までの3本をのせ，他方の手で子供の手のひらを包み込む。
2．どのように動かすか
　① 子供の親指と他の四指を十分伸ばして，手のひらを開いていく。
　② 子供の手のひらにおかれた指導者の指を握るように，親指と四指を向かい合わせて手を握らせる。
　③ 握る力が入りにくい場合には，指導者の片方の手で握る方向に子供の手を包み込んで，力を入れる部位や方向を示してやる。
3．うまくいった場合にはどうなるか
　① 指の先まで伸ばして，手のひらを開くことが出来るようになる。
　② 肩や肘に力が入らず，親指と他の四指が向かい合う方向で手をゆっくり握ることが出来る。
4．基本姿勢へのもどし方
　① 握った力を緩めて，手のひらを元の開いた状態にもどしていく。
　② 手のひらや指に余計な力が入ったら，これを押さえて，力を自分で抜くのをゆっくり待つ。
☆注　意　点
　① 腕や手首，親指などの緊張が強い場合には，それらの訓練を先に実施するなどして，手を握る動作を子供が体験しやすい条件を整える。
　② 握る動作感覚が明確になるように，指導者の指で握る動きに対して若干抵抗感を与える。

(M)

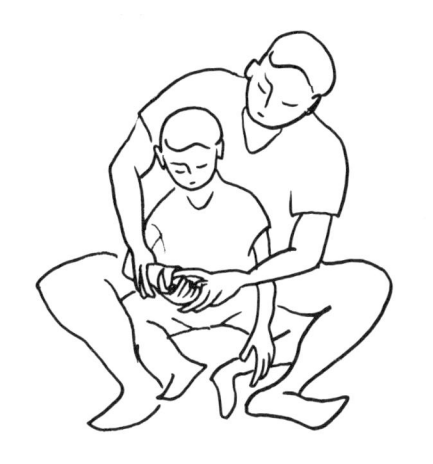

①親指を曲げて手を握っている

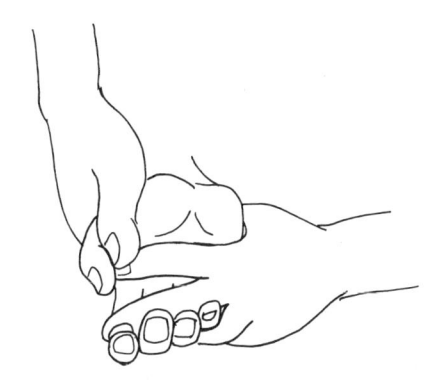

②手のひらを少しずつ開く

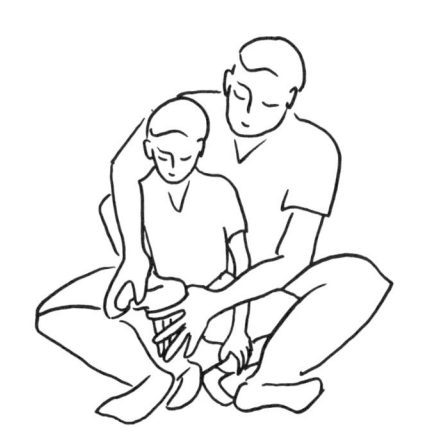

③親指と四指を緩めさせながら手のひらを開く

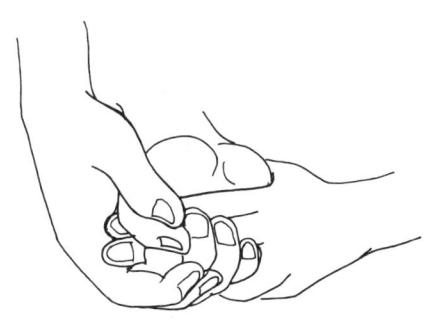

④指導者の手で包み込んで指を握らせる

椅子座位動作　《書字動作》

◇ねらい　　椅子座位で，足を床に着けて踏みしめ，上体を安定させる。
◇訓練の手順
1．どのような姿勢をとらせるか（基本姿勢）
　① 椅子にこしかけさせて，足を床に着け，膝は閉じない。また，腰を起こして背筋を伸ばさせ，上体や肩の力を出来るだけ抜かせる。
　② 椅子は，背板のないものがよいが，背板がある場合には背中を寄りかからせない。
2．どのように動かすか
　① 子供の体を少し前に移動させ，右（又は左）の腰を更に少し先に出して，右足と右脚（又は左足と左脚）に体重をかけていく。
　② 膝が内側に入らないように脚を押さえながら，右足と右脚（左足と左脚）を踏みしめて，体を真っ直ぐの位置までもどさせる。
3．うまくいった場合にはどうなるか
　① 足が床に着いて，膝を閉じることなく踏みしめられる。
　② 上体が曲がったりせず背筋がおきて，肩の力が抜け，椅子に座った姿勢が安定してくる。
　③ 腕や手を楽に動かしやすくなる。
4．基本姿勢へのもどし方
　① 椅子座位姿勢が整ったら，さらに上体を前後左右に崩してもどす修正動作などの練習を行い，書字の時の上体保持動作の安定を高める。
　② 肩や腕に緊張が入る時には，肩を押さえて一緒に腕の力も抜けるように援助する。
☆注意点
　① 上体が曲がったり背筋が丸まる時には，座位での軀幹の動作を練習してから，椅子座位での練習を行う。
　② 膝が内側に入ったり足が床から離れやすいので，膝を上から押して，足で床を踏む動作感覚を子供が獲得しやすいように援助する。　（M）

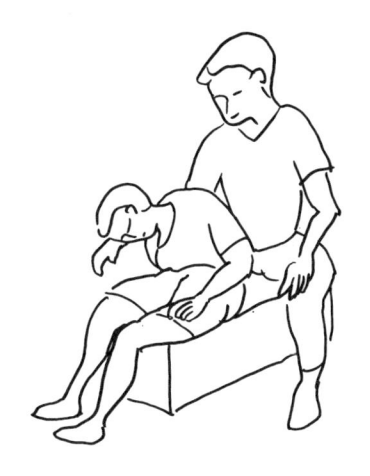

①腰がねて背を
　丸めた椅子座位

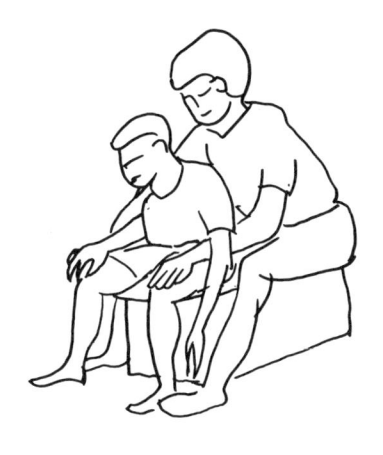

②基本姿勢

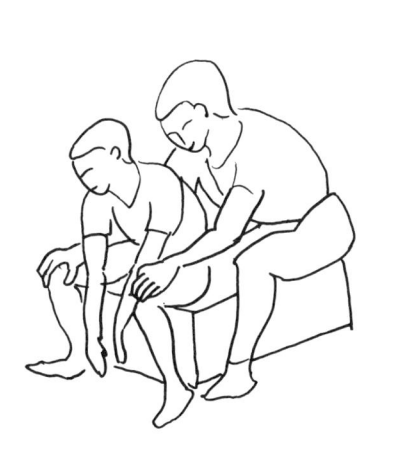

③右足に体重をかけさせる

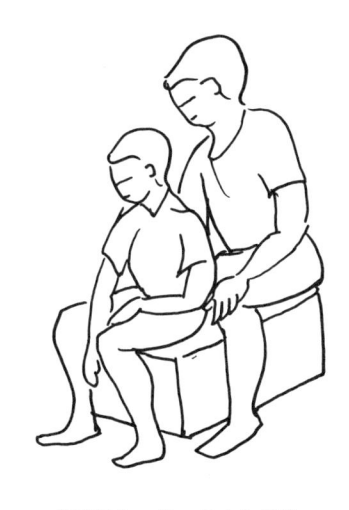

④訓練後の背の起きた状態

すわる 20

物を持つ動作　《書字動作》

◇ね　ら　い　　腕を伸ばして，手で物を持つ。
◇訓練の手順
　1．どのような姿勢をとらせるか（基本姿勢）
　　①　足を床に着けて，背筋を伸ばした椅子座位姿勢を整える。
　　②　子供の肩を押さえて，頸肩の緊張を緩めさせ，腕と手が楽に動かしやすい条件を整えておく。
　　③　持とうとする物は，子供の正面に置く。
　2．どのように動かすか
　　①　手首又は手全体を軽く補助して子供の腕を内側に折る方向に押さえながら，腕をゆっくり物のところまで伸ばさせる。
　　②　腕が物のところまで伸びたら，ゆっくり手のひらを開いてつかませる。
　　③　手首や指の緊張が強くて手を開きにくい場合には，指導者の指を子供の親指と他の四指とでつかませる形にして，手首や指の不必要な緊張を緩めながら，ゆっくり握らせる練習を行わせる。
　3．うまくいった場合にはどうなるか
　　①　椅子座位姿勢が動揺したり肩が上がったりすることなく，腕だけが斜め内側前方に伸ばせる。
　　②　親指と四指とで（さらには親指と人差し指で）物を軽くつかめる。
　4．基本姿勢へのもどし方
　　①　握った物をゆっくりと指と手のひらの力を抜いて，元のところに置いて離す。
　　②　補助は，手首又は手から次第に肘や肩へと移して，少なくしていく。
☆注　意　点
　　①　腕を内側に折り込む動作感覚が分かりやすいように，体をしっかり押さえ，肩と手首又は手の押さえ方に注意する。
　　②　握ろうとすると，肩や肘も一緒に緊張させやすい。肩や肘は，弛緩させたままで手を握る動作をさせていく。
　　　　　　　　　　　　　　　　　　　　　　　　　　　　　　（M）

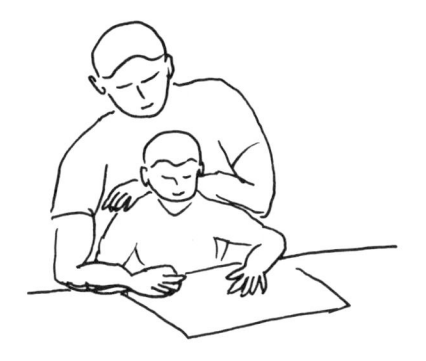

①肩と手の補助の仕方

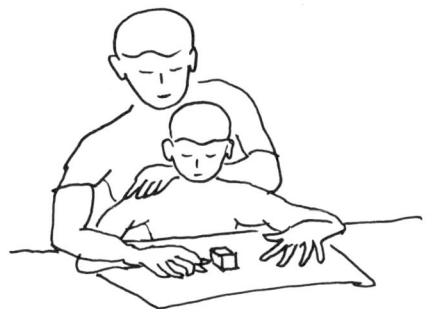

②手を積み木に
伸ばさせる

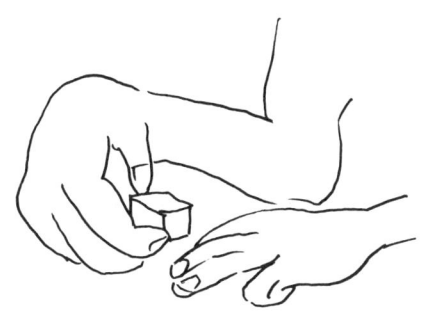

③手首と指を強く曲げて
握っている

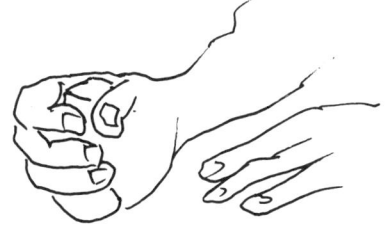

④手首を楽にして
握っている

点を打つ動作　《書字動作》

◇ね　ら　い　　　手首を使って，紙の小円内に鉛筆の先を置かせる。
◇訓練の手順
　1．どのような姿勢をとらせるか（基本姿勢）
　　①　足を床に着けて，背筋を伸ばした椅子座位姿勢を整える。
　　②　子供の肩を押さえて緊張を緩め，腕と手が動かしやすい条件を整える。
　　③　鉛筆を持たせる。手首の緊張が強い場合には，手首を補助する。
　2．どのように動かすか
　　①　子供の肩と肘を補助しながら，紙の上に描かれた小円の所まで，腕を伸ばして鉛筆を持っていかせる。
　　②　手首をゆっくり曲げさせて，鉛筆の先をそっと小円の中に置く。
　　③　鉛筆をそっと紙から離させる。
　3．うまくいった場合にはどうなるか
　　①　腕を伸ばしていく間は，手首や指に不必要な緊張が入らず，鉛筆を持っていられる。
　　②　手首をかえして点を打つ時に，肩や肘に不必要な緊張が入らず，腕を伸ばしたまま適度な筆圧で点を打つ。
　　③　次第により小さい円であっても，その中にふるえないで鉛筆を置ける。
　4．基本姿勢へのもどし方
　　①　鉛筆を小円内に置く時や離す時には，腕や手首や指にもいくらか動きを伴うが，それが強くなって筆圧が高くなりすぎる場合には，手を補助してその緊張を押さえながら指導する。
　　②　補助は，肘から肩へと次第に移して少なくするが，手や手首に緊張が生じたら，その都度それを補助する。
☆注　意　点
　　①　肩や腕動作の不当緊張が強い時は，先にその緊張を十分に緩めておく。
　　②　点打ち動作を繰り返しているうちに椅子座位姿勢が崩れてきたら，再度，椅子座位姿勢を整えてから行う。
　　　　　　　　　　　　　　　　　　　　　　　　　　　　　　（M）

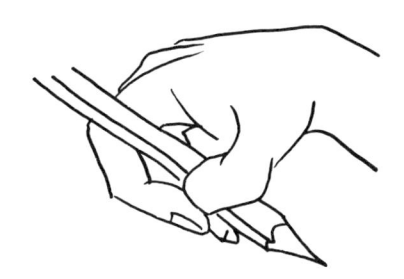

①手首を曲げている

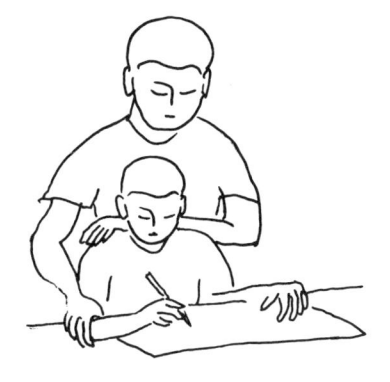

②肩と肘の補助の仕方

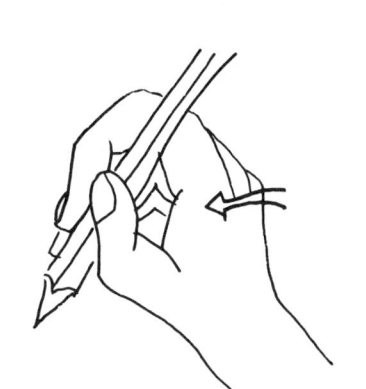

③手首を柔らかく使って
点を打つ

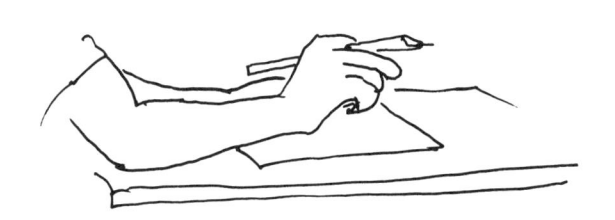

④鉛筆を紙から離した状態

線を引く動作　《書字動作》

◇ね　ら　い　　　短い線や長い線をゆっくり書く。
◇訓練の手順
1．どのような姿勢をとらせるか（基本姿勢）
　① 足を床に着けて，背筋を伸ばした椅子座位姿勢を整える。
　② 子供の肩を押さえて緊張を緩め，腕と手が動かしやすい条件を整える。
　③ 鉛筆を持たせて，肩が上がらないように軽く押さえる。
2．どのように動かすか
　① 始点に鉛筆を置いてから，腕と手首を使って，長い線や大きな円をゆっくりとなぞらせ，終点で止めさせる。
　② 始点に鉛筆を置いてから，手首と指を使って，短い線や小さな円をゆっくりとなぞらせ，終点で止めさせる。
3．うまくいった場合にはどうなるか
　① 安定した椅子座位姿勢のまま，肩にも力が入らずに，ゆっくりと適度な筆圧で線を書ける。
　② 短い線でも長い線でも，始点に鉛筆を軽く置くことが出来，終点できちんと鉛筆を止めることが出来る。
　③ 次第に線のなぞりの課題に注意が向いて，課題から外れることが少なくなる。
4．基本姿勢へのもどし方
　① 腕や手に力が入りすぎて，筆圧が強くなりすぎないように，緊張を緩める方向で，肩や肘を補助する。
　② 手や手首，肘に緊張が生じたら，その都度，緩められるように補助する。
☆注　意　点
　① 結果としての書かれた線の正確さよりも，書いている間の動作体験を子供に分からせるため，途中の動作の様子を，言葉や補助している手で教えるように働きかける。

(M)

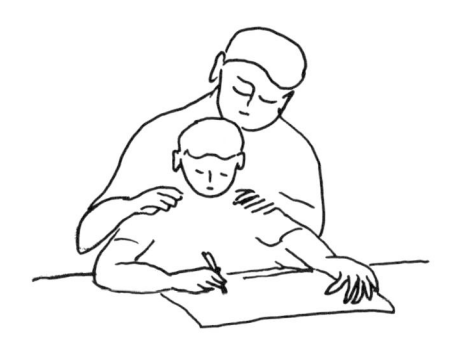

①肩の補助の仕方

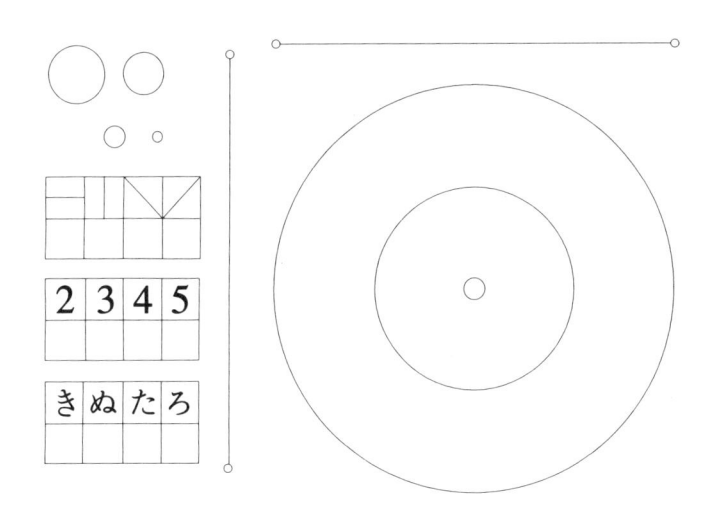

②様々な線や書字の課題

書く動作　《書字動作》

◇ねらい　　　小さな文字を書いたり，絵の細部を描く。
◇訓練の手順
　1．どのような姿勢をとらせるか（基本姿勢）
　　① 足を床に着けて，背筋を伸ばした椅子座位姿勢を整える。
　　② 子供の肩を押さえて緊張を緩め，腕と手が動かしやすい条件を整える。
　　③ 鉛筆を持たせて，肘を補助する。
　2．どのように動かすか
　　① 用紙いっぱいの大きな文字や人物画の線などをゆっくりと書く。
　　② 次第に手首や指を使って，小さな枠の中に文字を書いたり，絵の細部を描かせる。
　　③ 不必要な緊張が生じた時は，押さえて緩むのを待つ。
　3．うまくいった場合にはどうなるか
　　① 安定した椅子座位姿勢のまま肩にも力が入らずに，ゆっくりと適度な筆圧で文字を書いたり絵を描ける。
　　② より小さな枠の中でも，文字を書くことが出来るようになる。
　　③ 書いた文字や描いた絵が，判読しやすくなる。
　4．基本姿勢へのもどし方
　　① 表現された結果よりも，その時の腕や手の動作や椅子座位姿勢の崩れに十分注意して指導する。
　　② 肩や腕などの動きの大きい動作と手首や指などの動きの小さい動作が区別されて，コントロールされているかどうかを注意してみる。
　　③ 手首や手，肘，肩に緊張が生ずればそれを押さえ，次第に体幹部だけの補助へと手を移していく。
☆注意点
　　① 書字や描画の速度や美しさは，繰り返し練習することによって上達する側面もある。
　　② 動きの大きい粗大動作と，動きの小さい微細動作は別々に伸びる。（M）

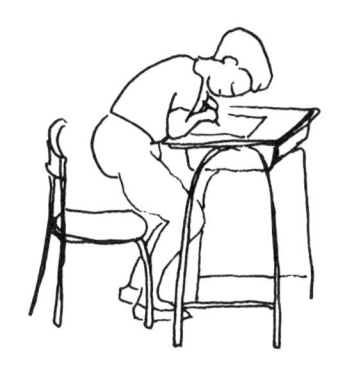

①すわって書けず立ち上がる

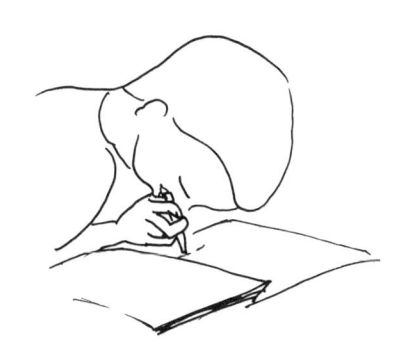

鉛筆を顔につけて
強く握って書く

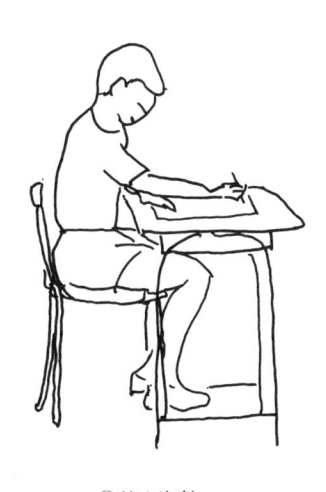

③基本姿勢

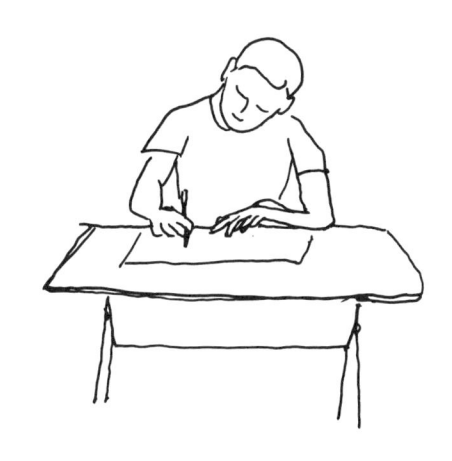

④楽に腕を伸ばした状態

Ⅳ. 立　　つ

1. 動作から見た立つことの意義

　跳んだりはねたりの動作は，動きが明確なだけに，一見してそれが動的であると理解出来ます。ところが，立位の保持は，見たところ動きが見えないので，静的な動作と見られがちです。実際に，立位姿勢を「静止」として「運動」と区別する考え方も多く見られます。ところが，立位の状態を外からではなく，立っている自分の動きとして観察すると，体が微妙に前後左右に動いているのを自分で真っ直ぐに立て直したり，背が丸く曲がっているのに気がついてそれを伸ばしたり，あるいは体重が片脚にかかり過ぎているのに気づけば，それを直したりしているというように，様々に体を動かしているのが分かります。立つことは，物が置かれているような静的な状態ではなく，見た目の動きは見えないものの，実際には，体をいろいろ操作しながら立位を保持している動的な過程なのです。

　基本的に立つことは，歩行を伴う様々な活動の出発点となります。それは，動きを始めるための身体の構えといってよいでしょう。したがって，立ち方が悪い，つまり，構えが不適切な場合には，それに続く動きがうまくいかないことが多いのです。例えば，体重を右にかけることの苦手な脳性まひの子供は，腰を左後ろに引き左脚を突っ張り，体重を左脚にかけ過ぎているので，左脚で立つのは割合に上手です。したがって，右脚を振り出すのは上手ですが，左脚を振り出そうとすると，右脚できちんと立つことが苦手なので，どうしても上体を右に揺すりながら歩きがちです。このような片脚への偏りが余りにも強すぎると，立つことも難しくなります。

　このように説明すると，脳性まひの子供は脳損傷があるのだから運動障害があるのは当たり前で，脳損傷の無い子供とは異なると考える人が沢山います。ところが，スポーツ選手にも立ち方が不適切で，脳性まひの子供と同じような立ち方をしている例が，数多く見られます。また，立ち方が不適切で腰をうまくいれられないサッカー選手の場合は，キックの時に出尻になりがちなので，

ボールが浮き気味になってしまいます。その選手が,腰をいれて立てるようになると,弾道の低いボールを蹴れるようになってきます。同じように,腰をうまくいれられない槍投げ選手は,どうしても手投げになりがちです。また,体重の片寄りの顕著なサッカー選手は,相手選手のフェイントに対応する場合に,片方はうまく出来ますが,それと逆の側に動いた時には,上体を横に傾けてしまうので,その間に相手に抜かれてしまいます。スポーツの動きは極めて素早いので,ちょっとした動きの遅れが命取りになってしまいます。ですから,一連の演技の出発点となる立ち方は,重要な意味をもつので,立ち方がまずいと,演技もまずくなりがちです。

　このように,立つことを動作の観点から見ると,立つこと自体が動的な自己コントロール過程であるとともに,より複雑な一連の動作の出発点としても,重要な位置を占めていることが分かります。

2．立つことの心理的な意義
(1)　体を立てることと心の活性化

　寝たきりで動きの少ない重度障害の子供の表情は,余り豊かでないことが多いものです。ところが,この子供たちが訓練によって座位が保てるようになると,座位の保持という身体上の変化だけではなく,表情が豊かになるとか,それまで他人や周囲に余り関心を示さなかったものが,他人に目を向けたり回りを見回すようになる等の変化を示す例は数多く見られます。

　他人とのアイコンタクトがうまくとれない子供に対して膝立ちの訓練を行い,きちんとそれが出来るようになるとアイコンタクトがとれるようになるとの報告もあります。

　障害児だけでなく,例えば,猫背の学生が自分でそれを直せるようになると,それに伴って態度が積極的になるとか,明朗になる等の心理的な変化の起きることが報告されています。スポーツ選手でも,きちんと立てるようになるのに伴って,注意の集中が出来るようになるとか,試合中に冷静になる,意欲が向上するなど,様々な心理的な変容が見られます。

　障害児であれ,スポーツ選手であれ,どんな人であっても,立てるようになったり,立ち方を変えると,心理的な変化が生ずるのはなぜなのでしょうか。
　これまで述べられたように,動作(→　22ページ)は,主体的な自己コント

ロール活動です。したがって、自己弛緩もまた主体的な活動ですが、自分で体を起こしたり立ったりすることは、本当に自分が積極的に体と向かい合わなけれけければ出来ない行動です。

　私たちが、朝起きようとしても、やめておこうと考えると起き上がることはしません。起きるためには本当に起きるぞと思い、それを受けて体を動かす努力をしなければなりません。重力に抗して体を起こし、その状態を保ち続けること、つまり、自己の身体を時空間的に位置付けるには、体を保ち、動かし続ける主体的・心理的な活動がなければならないのです。重度障害児が、体を起こせるようになると行動が活発になるのは、自分の体を起こせるほどに、主体的な活動の能力が高まったことによるのです。

　ジェイコブソンによると、心理的な緊張が筋緊張として現われる、と述べられています。ですから、猫背になるなど、余分な筋緊張が見られることは、心理的にも余分な緊張があることを意味します。ですから、猫背を直せるようになると、気持が変わるのは当然のことと思われますが、実はこれだけの理解では不十分なくらいの行動の変容が、動作の変化に伴って現われます。

　姿勢の変化と心理的な活動の変化との関連には、複雑な過程が考えられますが、動作理論によれば、きちんと立てない、すなわち、身体の自己コントロールの不全は、心理的な活動、すなわち、それを操作する自己の活動もまた不十分であることを意味するのです。したがって、きちんと立てるように練習をすることは、心の活動をきちんと整えることにつながります。

（2）　立つことによる判断の中心軸の形成

　立つことは、重力に抗して自分の身体を三次元の空間に位置づける努力をすることになります。このことは、寝たままの二次元の世界にいるのとは全く異なった体験をすることになります。

　ある寝たままの子供が動作訓練を受けて、おすわりが出来るようになった時に、「寒暖計は上下に動くのですね。」とか「X軸は左右で、Y軸は上下なんですね。」と、感激して話したということを聞きました。このことは、立つことが単に身体の運動ではなく、立つことによって、初めて自分を中心として前後・左右・上下の概念が実感として成立したことを推測させます。立つことによって、空間内に自分を中心とする軸が形成されると考えてよいでしょう。この軸が、事物を判断する際のその人にとっての基準の意味をもつことになる、

と言えます。したがって，寝たままと，身体を起こした場合とでは，その人を中心とする世界は全く異なるのです。

　このように考えると，障害が重度で，いくら訓練を重ねても日常生活で身体を起こすことは難しいと思われる子供に対しても，身体を起こす訓練が必須のものと言えるのです。このように，彼らの世界を広げることを目的とした指導が必要なのです。また，現在，立って歩いている子供についても，立ち方がまずい場合には，心の活動状態や中心軸がゆがんでいることを意味するので，きちんとした立ち方を習得させる必要があります。

3．立つために解決しなければならない課題と課題相互の関連

　健常者は，立って歩いているのが普通なので，立つ意味を深く考えことはほとんど無いでしょう。障害児・者に対して立つ訓練を行う場合も，立てなくては生活に不便だから立つことが出来る方がよい，と考えることが多いかも知れません。

　確かに，立てた方が便利なのは事実です。しかし，前項に述べたように，立つことと，主体的・心理的な自己の活動とが密接に関連しているとすれば，人間の立ち方をもう一度見直す必要があります。

（1）　立位動作の評価と訓練の進め方

　「立位動作」は，次ページの図1のような流れで評価をしながら訓練を進めます。図の中の四角は，134ページ以下に解説するモデルパターン動作（→ 25ページ）を示しています。そこでは，動作状況を評価したり，その動作の訓練を実施することを示しています。ひし形は，指導者の判断を示しており，モデルパターンのどこに問題があるのかを判断したり，その動作がどの程度上達したかを評価して，その後の訓練内容を判断するところです。

　まず，「立位動作」をさせてみて，それがうまく出来るかどうかを，見ていきます。

　○立位動作
　この立位動作では，次の三つの観点から評価することが大切です。
　第一の評価の観点は，腰をいれて軀幹を垂直に立てることが出来るかどうかという点です。そこに問題が見られる場合には，次のような膝立ち動作をさせて，胸と頚を伸ばした形で軀幹部を保持する動作が出来るかを，評価します。

○腰をいれる動作／1
○腰をいれる動作／2
○膝立ち動作（補助あり）
○膝立ち動作（補助なし）
○上体の前後移動動作

```
                         はじめ
                           │
                           ▼
                    《立位動作》
                    立位動作《全身動作》
                           │
                           ▼
                      ＜上達したか＞ ──はい──→ おわり
                           │
                          いいえ
          ┌────────────────┼────────────────┐
          ▼                ▼                ▼
    《膝立ち動作》      《脚動作》       《重心移動動作》
    腰を入れる動作／1   脚を折る動作     重心の前後移動動作
    腰を入れる動作／2   片足踏みしめ     重心左右移動動作
    膝立ち動作（補助あり） 動作
    膝立ち動作（補助なし）
    上体の前後移動動作
          │
          ▼
    《すわる姿勢での
     躯幹の保持動作》
          │
          ▼
    はい ←＜上達したか＞
              │
             いいえ
              ▼
       《寝る姿勢での
        身体各部位の動作》
              │
              ▼
         ＜上達したか＞──はい──┐
              │              │
             いいえ           │
```

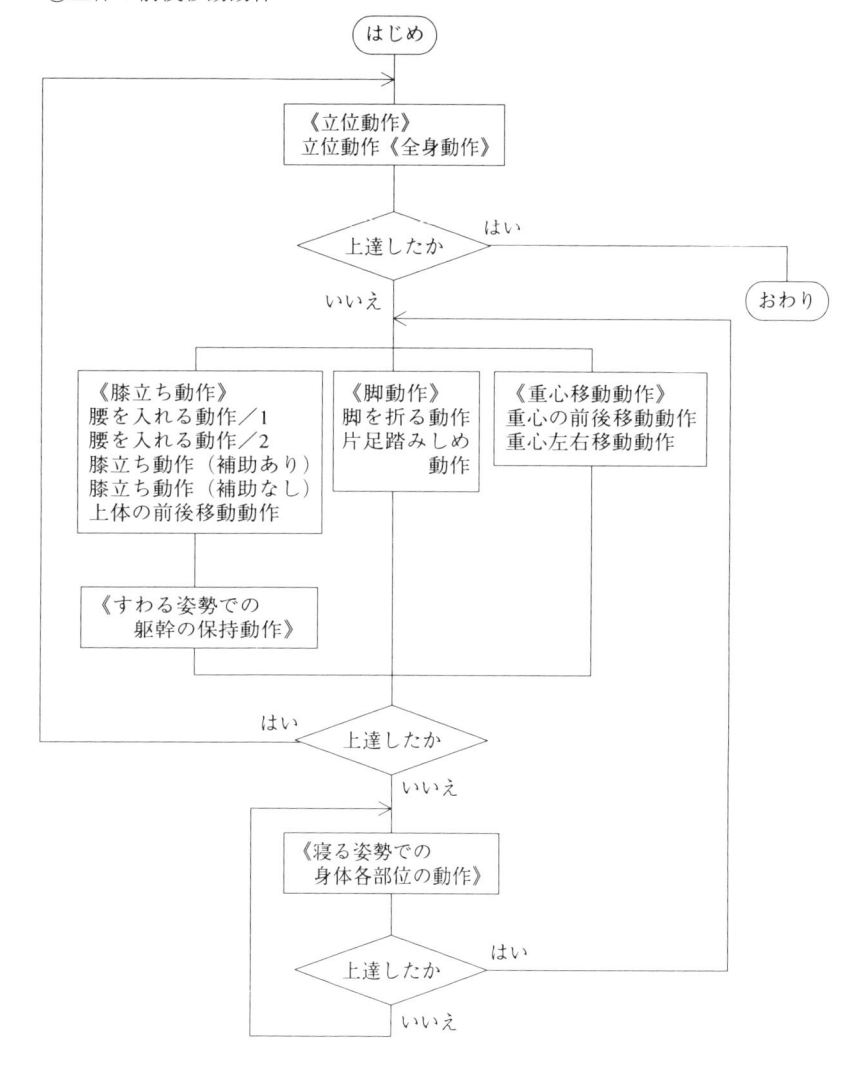

図1　立つ動作の評価と訓練の流れ図

なお，膝立ち姿勢でも，軀幹部を保持する動作がうまく出来ないことも見られます。その場合には，更にすわる姿勢での軀幹動作（→　84～95ページ）にまでさかのぼって，軀幹の動作を評価していくことが必要になってきます。
　立位動作評価の第二の観点は，脚を突っ張りすぎたりすることなく踏みしめて，体を支持することが出来るかどうかという点です。このような点に問題が見られるようならば，次のような脚動作をさせて，膝を緩めて曲げたりゆっくり伸ばせるかどうかや，足首を緩めたり足の底を床に着けて踏みしめられるかなどを，見ていくことが必要になります。
　○脚を折る動作
　○片足踏みしめ動作
　立位動作の評価の第三の観点は，立った姿勢での前後左右へのバランスの修正動作が出来るかどうかという点です。ここでも，基本的な動作は，腰をいれることと踏みしめが出来るかどうかです。そのような動作に問題がある場合には，立位姿勢での重心移動動作が出来るかどうかを，次のような訓練を試みることによって，更に詳しく調べていきます。
　○重心の前後移動動作
　○重心の左右移動動作
　以上のように，評価の手順としては，基本的には立位動作をとらせて，軀幹の保持，脚の踏みしめ，重心移動に関わる問題点を調べるところから始めますが，実際の訓練では，立位での訓練が思うように進められなかったり，立位の訓練によっては効果が上がらない場合もあります。そのような時には，問題点が明らかになった動作を，膝立ち姿勢やあぐら座位で訓練してから，次第に立位での訓練へと指導を進めていきます。

4．どんな注意が必要か

　ここまで述べてきたように，立つことは動作の発展にも，心理的な発達のためにも極めて重要な動作です。したがって，この訓練は，障害の種類や程度に関係なく，全ての子供に実施する必要があります。障害が重ければ重いほど，体を起こす訓練はより重要になります。筆者の場合は，障害の重い子供ほど，直ちに体を起こした「おすわり」の訓練から行います。しかし，体を起こすことは全身動作ですから，それだけに，訓練の時に子供の状況を広く全体的に見

渡すことが必要になります。また、体を起こすことは、重心が上になり安定性が悪くなることや体の重みがかかるために、それを受けて支えなければならないことがあり、時には事前に想像も出来なかった事態が生ずることもあるので、立位訓練について、いくつかの注意すべき事項に触れておきます。

（1）　立位動作を全身的な関係でみること

例えば、尖足で膝を曲げ、腰を後ろに突き出し、肩を引き上げ、頚すじを縮め顎を突き出して立つのは、脳性まひの子供の立ち方の典型例の一つです。障害がより重度で寝たままの子供には、腰を支持して立たせようとしても、体を伸ばす代りに、体を丸め脚にも膝を曲げる方向への力を入れ、すわり込んでしまう例が多く見られます。これらの動きは、Gパターン（→　132ページ）と呼ぶ姿勢です。これは、立つための動作と全く逆方向に力を入れているのです。脳性まひの子供の訓練で、どんな姿勢でも立って歩ければそれでよし、とする見方もありますが、このような場合には、前に述べたように、姿勢のゆがみが強調され、終局的に動作の効率が落ちる危険性が大いにあります。

そこで、脳性まひの子供に立つ訓練を行う場合には、立位を保持する訓練に先立って、Gパターンから抜け出す、すなわち、体を真っ直ぐに伸ばす力を入れる訓練を行うことが必要になります。この訓練を行うことによって、上記の各動作が、スムーズに行えるようになってくるのです。

スポーツ選手や体に不自由のない子供の立位の訓練でも、この全身的な見方は極めて重要です。彼らは、立って歩いているのですから、障害のある子供に比べると姿勢のゆがみはわずかです。そのわずかなゆがみを見つけて、訓練しなければなりません。ちょっとした猫背、わずかな腰の反り、尻と足との位置関係等、微妙なゆがみを見分ける目を養うことが必要なのです。

（2）　不安を感じさせない。

体を起こしたことのない子供が、体を起こした姿勢を保つことは、おすわりと言えども大変な作業です。体が、前に崩れてしまう子供もいるし、上体が、後ろにはね跳んでしまう子供もいます。子供は、懸命に上体を保とうとしますが、なかなかうまくいきません。崩れる場合に、ゆっくりと崩れるならば、まだ指導者も対処のしようがありますが、急激に崩れる場合には、対処することが難しくなります。しかも、姿勢の急激な崩れは、子供にとって恐怖の対象となりやすいものです。このことは、おすわりよりも膝立ち、膝立ちよりも立位

と身体の位置が，床から高くなるほど大きくなります。その上に，姿勢が急激に崩れると，恐怖や不安を高めるだけでなく，これによる怪我も考えられます。

このような危険性がありますので，体を起こしている時の急激な姿勢の崩れを防ぐために，注意と安全な支持が何よりも大事なことです。

(3)　体を起こしやすい支持

訓練の対象となるのは，体を起こそうとしても，それがうまく出来ない子供たちです。この子供たちに対して，「おすわりをしよう」とか「立とう」と，いくら言葉で励ましても，それが出来るはずはありません。指導者は，子供が体を起こし易くなるような姿勢を作ってやったり，うまく援助をしてあげなければなりません。立つことは，励ましや言葉の指示だけでは，なかなか出来るものではありません。細かく体の動かし方使い方を具体的に示すような適切な援助が必要なのです。

(4)　怪我を避ける

障害が重く，長年寝たままの子供では，脚の骨が弱くなりがちです。このような子供を不用意に膝立ちをさせたり，立たせたりすると，脚が自分の上体の重みに耐えられず，骨折する場合があります。したがって，長年寝たままの子供に対して体を起こす訓練を行う場合には，その子の主治医等から，身体状況についての詳しい情報を得ることが必要ですし，立たせ方にも工夫が必要です。このような子供の取り扱いについて十分習熟していない初心者は，安易に立たせたり体を起こす訓練を実施することを避けて下さい。

膝立ちや立位の訓練中に，子供が倒れかかった場合に子供を支えようとしますが，その支え方によっては骨折を招く場合があります。例えば，下腿を支持した立位の訓練中に子供が倒れかかった場合，下腿だけをしっかりつかまえて倒れるのを防ごうとすると，脚に必要以上の力がかかり，骨折することがあります。したがって，立位訓練中に倒れるのを防ぐには，脚だけでなく子供の上体も支持する必要があります。

(星野公夫)

☆ **事項解説**

やってはいけないこと

　訓練中にやってはいけないこととして，大きく二つの問題があります。一つは訓練の本質に関することで，他は身体の危険に関することです。

　まず第一に，動作法の基本理念は，子供が主体的に自分の身体を操作する能力を高めることにあります。子供を他動的に動かそうとするなど，これに反することをやってはいけません。例えば，指導者が子供の曲がったままの腕を力づくで伸ばそうとして，子供が緩めるのを待たずに引っ張るのは禁物です。動作法においては，腕を引くにしてもその係わり方があります。子供に軽い緊張の感じを分らせ，弛緩するための手がかりを与える必要があります。子供は，その緊張感を手がかりとして自ら腕を緩め，その結果として腕が伸びてくるのです。このような係わり方は，そのほかの場合でも同じです。例えば，座位をとれない子供には支えてすわらせますが，このような姿勢でなければ，子供が頸や軀幹に力を入れる手がかりが得られないからです。座位を他動的に形作らせるためにやるわけではなく，子供が，頸や軀幹に力を入れるための構えを作るために行うことなのです。このことは，訓練の基本に関することなので，決して誤って理解してはなりません。

　第二に，指導者の不注意が子供の怪我に結びつく危険が大きいことです。その一つは，子供への働きかけが速すぎることです。例えば，肘の曲がったままの子供の腕を引く速度が速すぎると，子供の肘を緩める速さが，指導者の引っ張る速さに間に合わなくなるので，結果として指導者が肘を無理に引き伸ばすことになり，筋を痛めることにもなりかねません。そして，指導者の働きかける力が強すぎることです。例えば，股関節の弛緩を図るときに力任せに股を開くと，子供の怪我に結びついてしまいます。他は，子供の体力が極めて弱い場合です。上体を起こすことは，子供の心身の発達を図るために極めて有益です。障害の重い子供で，大腿が上半身を支えるだけの強さが無い場合に，不用意に膝立ちをさせると，骨折を起こす危険が極めて大きいのです。したがって，身体を起こすとか，身体を起こしながら動かすなどの負荷のかかる訓練では，十分な注意が必要です。

（星野公夫）

☆事項解説

脳性まひの子供の訓練のコツ

1．不当緊張と弛緩動作訓練

　脳性まひの子供のゆがんだ姿勢や動作は，たいていは不当緊張（→ 23ページ）と呼ばれる意図に反した緊張によるものです。そのような緊張部位を特定の方向に動かしてみると，ズシッとしたすぐには緩みそうにないような抵抗感があって，子供自身も動作感覚（→ 159ページ）がはっきりしないようなところが見られます。これが，いわゆる慢性緊張とよばれるもので，脳性まひの子供では比較的はっきりと認められます。まずは，体のどの部位のどの方向に緊張がみられるかを把握することが大切です。それが，その後の訓練における動きを抑制する部位と方向を決める手がかりとなります。

　脳性まひの子供に対する訓練では，まず，この慢性緊張の弛緩動作訓練（→ 219ページ）を目ざします。実際，動作訓練開発の初期の頃には，尖足の足首が緩んで立位で踵が着いただけで，歩行が出来るようになった子供が見られました。しかし，障害の重い子供たちが多くなって，弛緩動作訓練だけでは自分で動かし方を工夫出来ず，その効果が持続しにくい事例も見られます。そこで，近年は訓練の組立てに工夫がされるようになりました。

2．動きとタテ系動作訓練

　近年の動作訓練は，あぐら座位や膝立ちなどの訓練を組み入れて，弛緩から基本動作までの学習を，総合的にしかもダイナミックに実施する「タテ系動作訓練」（→ 221ページ）が主流になっています。これは，子供がただ弛緩することよりも「積極的に体を緩めて動かす」という動作をより大切にしています。そのため，体の各部位の弛緩動作訓練を寝かせて実施するかわりに，体を「タテ」に起こした姿勢，すなわちあぐら座や膝立ちなどの姿勢において行います。

　このように，様々な身体部位を組合わせた総合的な動作の中で訓練課題を設定するためには，子供の身体各部位の問題点だけでなく，その相互の関連を踏まえた，その子供に特有の動作定型（→ 73ページ）を把握しなければなりません。指導者は，そのまずい動作定型を崩し，子供に正しい動作感覚を体験さ

せる必要があります。そのためには，絶えず子供の動作感覚を確かめながら，補助の仕方を工夫して指導を進めなければなりません。確かな動作体験（→159ページ）は，訓練効果を持続させる面でも，大きな意味があります。

3．新しい動作に対する不安や恐怖への対処

　脳性まひの子供は，体の動かし方が分からないために動作不自由（→ 23ページ）になっています。ですから，訓練を行う時にも言葉で説明するよりも，具体的に体の動かし方で分からせていくことが大切です。

　この時，それまで動かしたことのないところを動かしていきますので，子供は不安や恐怖を感じることがあります。これを指導者は，「怖がって動かさない」と受け取ることも多いようです。しかし，たいていは「自分の思うように動かせないから怖い」場合の方が多く見られます。その証拠に，指導者が，本人の気持がついてこれる程度にゆっくりと体を動かしてやって，子供自身が「動かせる」という動作体験を得ると，ほとんど怖がらなくなります。

4．動作の崩れと対処の仕方

　脳性まひの子供には，風邪を引いて発熱したり，病気で何日か寝ていた後，それまで出来ていた動作が悪くなるような場合がみられます。しかし，一度覚えた動作ですので，再び訓練を続けていけば，比較的早く動作も回復してきます。また，夏休などの長期休業も，動作の崩れをきたす一つの要因となることがあります。これは，日常的に行われていた動作の指導が長期にわたって中断するためと思われます。したがって，休業中も自分で出来る訓練の工夫をしたり，保護者の協力を得て家庭訓練を実施するなどの配慮が必要です。

　なお，思春期には，次のような事例が見られることがあります。高等学校に通っていた脳性まひの生徒が，学校のマラソン大会に出場しました。大変な頑張り屋で，長距離のコースを何とか完走しました。ところが，その翌日から，立ったり歩いたりする動作が出来なくなってしまったのです。この事例は，まずい動作パターンのまま無理な活動を続けて，思わぬ動作の崩れをきたしたものです。これほど極端ではなくても，10歳から15歳頃の体の成長期に何らかの形で，それまでとは違った動作困難が出てくることがあります。成長期には，無理な動作を過度に続けさせるようなことは避けるとともに，早めにそのような異常を把握して，それに応じた訓練を続けることが大切です。

　　　　　　　　　　　　　　　　　　　　　　　　　　　（宮﨑　昭）

☆用語解説

G パターン

　脳性まひの子供の姿勢を横から見ると、頚、肩、背中、腰、股、膝を屈曲させた下図のような姿勢がよく見られます。この姿勢がアルファベットのGの字に似ているところから、動作法では、この姿勢パターンをGパターンと呼んでいます。
　このGパターンの姿勢の由来は、新生児にまでさかのぼります。すなわち、新生児では、体を丸めた胎児姿勢をとるような全身的で非活性的な緊張がみられるからです。このような緊張と姿勢は、健常児では、発達の過程で自ら打ち破って、新しい動作と真っ直ぐの姿勢を学習していきます。しかし、脳性まひの子供では、このようなGパターンをなかなか崩せないで、かなり大きく成長した後も、体を丸める緊張と姿勢パターンが残っていることがみられます。その意味で、このGパターンは、発達の過程でのつまづきによる発達障害と見ることが出来ます。したがって、このGパターンから体を真っ直ぐにする動作訓練は、出来るだけ早期に行うことが大切だと言えます。　　　　　　　　　　　　　（宮﨑　昭）

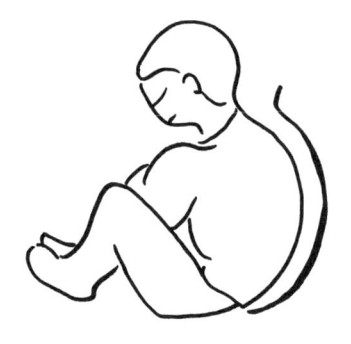

脳性まひ児のGパターン

☆用語解説 ─────────────────────────

動 作 課 題

　課題とは，自分が解決すべき己れ自身の問題を言います。したがって，動作課題は，動作訓練を行う時に，子供が自分の身体を動かしながら解決しなければならない課題のことです。例えば，横向きの姿勢で，軀幹部をひねりながら軀幹を緩める訓練では，指導者のひねり方向への働きかけのもとに，その方向に体を緩めて動かすことが，子供にとっての動作課題です。また，軀幹部の緊張感を感じとったり，その緊張を自分で緩めるとか，自分が緩めようとする努力感を感じとる，緩めた結果の弛緩感覚を感じとる等，も動作課題です。

　座位できちんとすわる訓練においては，腰の起こし方，軀幹の伸ばし方，胸や頚すじの伸ばし方や，尻で上体を受ける感じ，腰を起こしたり，軀幹を伸ばしたり，胸や頚すじを伸ばす際の感じとか，これらの動作を正確に行おうとする感じをつかむ等が動作課題となります。

　このような意味で，動作訓練では，動作課題を的確に解決させることがより重要であると言えます。
（星野公夫）

☆用語解説 ─────────────────────────

課 題 動 作

　子供に動作課題を解決させるために，指導者が子供に行わせる動作を課題動作と言います。軀幹部の弛緩の仕方や緊張と弛緩との感覚を得させるために，指導者は，子供を横に寝かせて軀幹部をひねる方向に軽く力を加えていきます。また，子供が，腰を動かしたり，軀幹や胸，頚すじの上手な伸ばし方を獲得したり，これらの動作に伴う身体の感じや努力感などを感じとらせるために，座位で様々の動作の訓練を行いますが，これらが課題動作です。

　課題動作の目的は，その動作が出来ることではなく，その動作の訓練を通じて子供が動作課題を解決することです。この点を間違えてはなりません。
（星野公夫）

立つ1 ゝゝゝゝゝゝゝゝゝゝゝゝゝゝゝゝゝゝゝゝゝゝゝゝゝゝゝゝゝゝゝゝゝ

腰をいれる動作／1　《膝立ち動作》

◇ねらい　　　尻を後ろに突き出すように前傾している腰を，膝立ちで垂直に起こす。

◇訓練の手順
1．どのような姿勢をとらせるか
   ①　膝立ち位で，大腿，腰，上体，頭を真っ直ぐにする。
   ②　尻を突き出さないようにする。
   ③　両膝をそろえ，脚が浮き上がらないようにする。
2．どのように動かすか
   ①　子供の体を前傾位から垂直位に起こす。
   ②　子供の尻の下を押し込むようにして，腰をいれられるように緩める。
   ③　子供の肩を上から下に押して，やや力を加えるとともに，腰も押してやり，子供が腰に力を入れられるようにする。
   ④　腰をいれた膝立ち姿勢のままで頑張ることが出来る。
3．うまくいった場合にはどうなるか
   ①　指導者の援助があれば，楽に腰をいれることが出来る。
   ②　指導者の援助無しで腰をいれることが出来るようになる。
   ③　指導者に肩を上から押されても，尻を後ろに引かずにいられる。
4．基本姿勢へのもどし方
   ①　訓練前と比べて，尻を引く緊張が弱くなるのを待つ。
   ②　腹を突き出さないように補助をする。
   ③　上体を急に前傾させないように補助をする。

☆注意点
   ①　背を反らしたり，腹を突き出さないように押さえる所を決める。
   ②　腰が左右にずれないように手を当てる。
   ③　不意に倒れることのないように，十分注意する。　　　　（H）

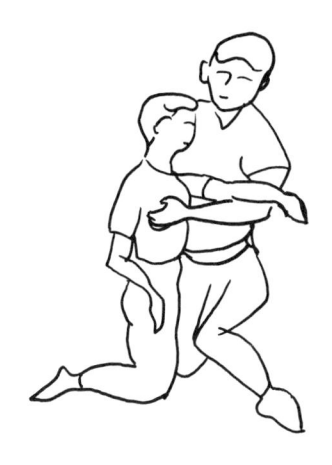

①基本姿勢

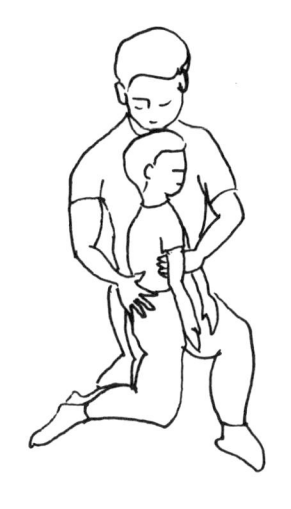

②腰がはいった状態

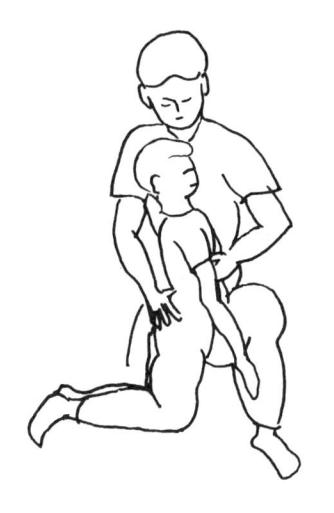

③出尻で背の反り返りすぎた状態

立つ 2

腰をいれる動作／2　　《膝立ち動作》

◇ねらい　　　膝立ち姿勢で，尻を突き出して引けている腰をいれる。
◇訓練の手順
　1．どのような姿勢をとらせるか（基本姿勢）
　　① 膝立ち姿勢をとった後に，大腿から上体まで真っ直ぐのまま指導者の膝に寄りかからせる。
　　② 背中が反り返らないようにする。
　　③ 子供が安心して寄りかかれるように，指導者の姿勢を安定させる。
　2．どのように動かすか
　　① 大腿から上体まで真っ直ぐになるように胸を抱えた手で引き伸ばす。
　　② 尻が突き出ている場合には，尻の下部を軽く押し股が真っ直ぐに伸びるようにする。
　　③ 子供が自分で尻を突き出した後，腰が真っ直ぐになるように腰を押してやる。
　3．うまくいった場合にはどうなるか
　　① 突き出していた尻がもどり，体が真っ直ぐになる。
　　② 尻に当てた手を離しても，尻を突き出さなくなる。
　　③ 膝立ちで，自分で尻を突き出したり，それを直したり出来る。
　4．基本姿勢へのもどし方
　　① 尻を突き出す力が，開始前よりも弱くなるまで待つ。
　　② 尻を突き出す力が抜けたら，上体を垂直の膝立ちに移行する。
☆注意点
　　① 尻に当てた手で尻を強引に押し下げない。
　　② 背が反り返らないように指導者の脛を子供の下腹部に当てるのもよい。
　　③ 上体を起こす場合に，尻を突き出さないように押さえておく。
　　④ 上体を垂直にして腰をいれていられるようにすることが大切である。上体を寝かせるほど容易なので，寄りかからせる角度を変えてみる。(H)

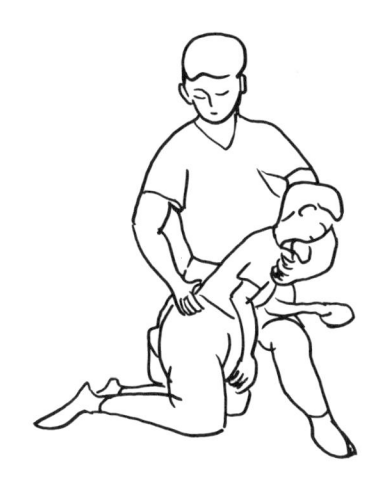

①基本姿勢　　　　　　　　　②上体を引き上げる

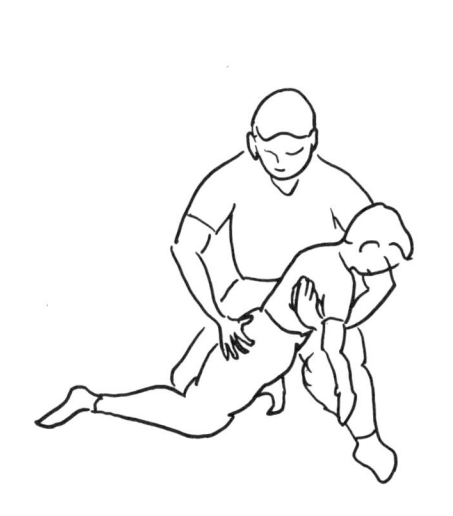

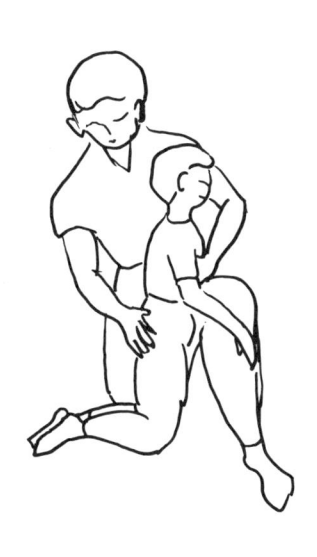

③尻を押し下げる　　　　　　④膝立ち位に起こす

立　つ　3

膝立ち動作 (補助あり)　　《膝立ち動作》

◇ね　ら　い　　　膝立ち姿勢で上体を保つ力を入れることと，バランスを保持する能力の基礎を高める。

◇訓練の手順
1．どのような姿勢をとらせるか（基本姿勢）
　①　片膝を立てた指導者の膝に，膝立ち姿勢で腰かけさせる。
　②　背筋と頚すじが伸びるように補助する。
2．どのように動かすか
　①　指導者は膝を立てながら，子供が腰を前に移動するのを助ける。
　②　子供の姿勢が膝から頚すじにかけて真っ直ぐになったら，腰や頚すじを補助して上から下に力をかけ，子供が体を伸ばす力を入れるように援助する。この時，崩れるようなら，そのような子供の動きを押さえる。
　③　体を支える力が入ったら，上体の支持を外して，一人で保持させる。
　④　支持を外す場合には，あらかじめ「外すよ」と，声をかけて，子供に一人で保持する心構えをつけさせることが重要である。
3．うまくいった場合にはどうなるか
　①　指導者の膝に腰かけ，首を上げ上体を一人で起こす。
　②　下肢に上体を支える力が入るようになる。
4．基本姿勢へのもどし方
　①　頚すじや腕を支持し，ゆっくりと指導者の膝に腰かけさせる。
　②　出来れば，そのまま膝の上での腰かけ姿勢を保っている。

☆注　意　点
　①　突然，倒れるような事態が起きないように，支持をきちんとする。
　②　子供が膝をすべらせないよう，指導者の足で子供の両膝を前からきちんと押さえる。
　③　子供の頚すじや腕を持って上体を支えるが，支持が強すぎると自分で立とうとしないので，出来るだけ早く支持を外すように心がける。（H）

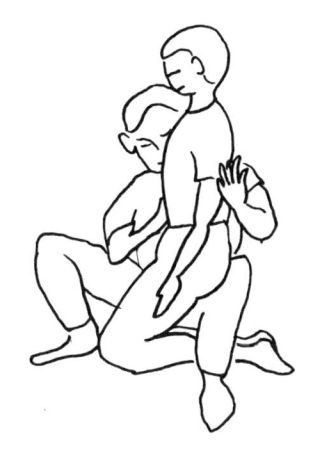

①基本姿勢 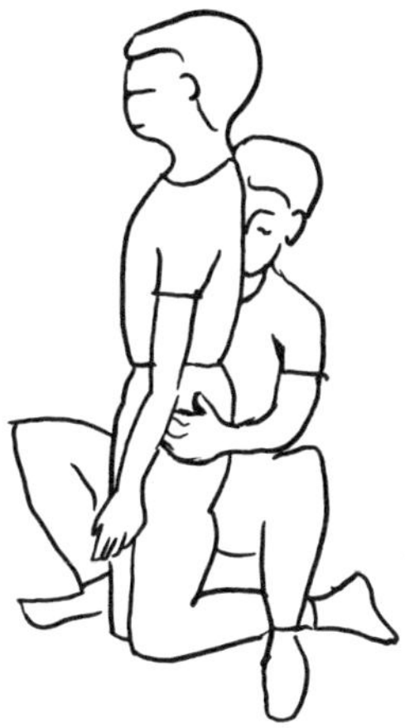　　　　　　　　②腰の支え方

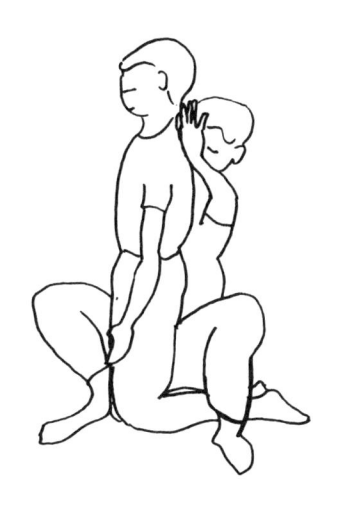

③頸すじの支え方 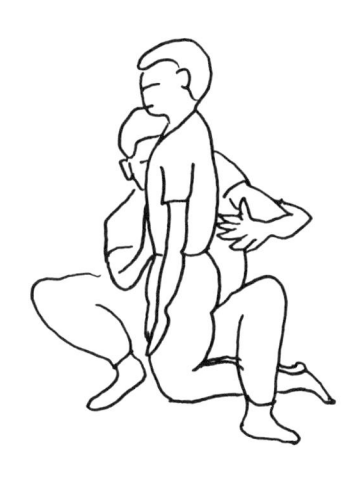　　　　　④支えを外す

立つ 4

膝立ち動作（補助なし）　《膝立ち動作》

◇ねらい　　膝立ちで上体を支え，バランスをとる能力の基礎を高める。
◇訓練の手順
1．どのような姿勢をとらせるか（基本姿勢）
　① 両膝を軽くそろえ，指導者の膝の上に腰かけさせる。
　② 腰かけ姿勢から子供の腰を前に移動させ，大腿部，腰，上体が真っ直ぐな姿勢になったら支持を外し，膝立ちを保持させる。
2．どのように動かすか
　① 指導者の支持で，膝立ち姿勢がとれたら支持を外す。外し方は子供の状態によって異なるが，出来るだけ早く全ての支持を外してみる。
　② 崩れそうになったら，すぐに支える。
3．うまくいった場合にはどうなるか
　① 支持無しで膝立ちが出来る。
　② 股がほんの少し曲がったまま，上体を真っ直ぐに保てる。
　③ 支持無しで，膝立ち姿勢の崩れが回復出来る。
4．基本姿勢へのもどし方
　① 背を反らした姿勢になったら，それを修正する。
　② 上体を前傾させない。

☆注意点
　① 上体を支える際に，腰を反らし顎を突き出しやすいので，その動きをきちんと押さえる。
　② ①と逆に，腹を前に突き出し，前に寄りかかり気味になることもあるので，その動きを抑制する。
　③ 尻を後ろに突き出したり，腰が左右にずれやすいので，そのような動きを抑制する。
　④ どんな姿勢でも，ただ膝立ちが出来ればよいのではない。きちんとした膝立ち位を自分でコントロールすることが重要である。
　⑤ 膝で踏みしめている感じを会得させる。　　　　　　　　　　（H）

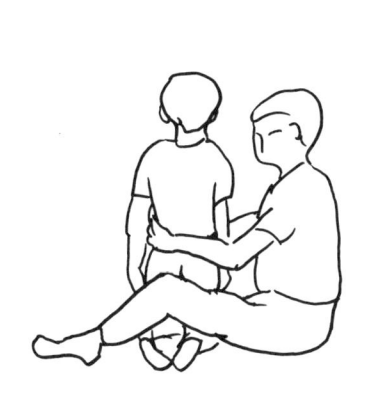

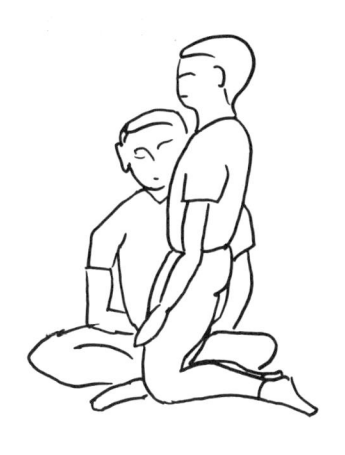

①基本姿勢　　　　　　　　　②正しい膝立ち

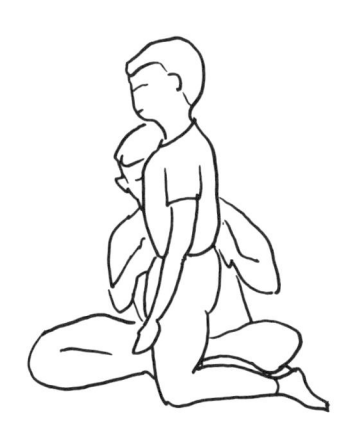

③上体が前傾した膝立ち　　　④腰がずれた膝立ち

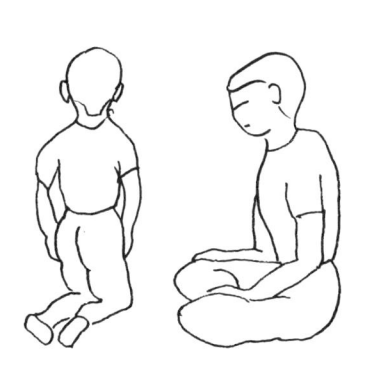

立つ 5

上体の前後移動動作　《膝立ち動作》

◇ね ら い　　膝立ちを保ち，上体を前後に移動させるバランス能力を高める。

◇訓練の手順
1．どのような姿勢をとらせるか（基本姿勢）
   ① 膝立ち位をとらせる。
   ② 上体を垂直のまま股を折り，少し腰を後ろに移動しその肢位を保つ。
2．どのように動かすか
   ① 腰を引いた肢位から腰を前に移動し，股を伸ばした膝立ち姿勢をとる。
   ② 指導者の膝を子供の尻に当て，その膝を後ろにずらせながら腰の引き方を誘導する。
   ③ 股を折り，腰を後ろに引いた状態で，膝立ちを維持する。
   ④ 腰を引いた位置から，指導者の支持の下に腰を元の位置にもどす。
   ⑤ 支持無しで，上記の動きを行わせる。
3．うまくいった場合にはどうなるか
   ① 上体を垂直のまま，尻を後ろに引きその状態を保てる。
   ② 尻を後ろに引いた状態から，尻を前に動かし，元の状態にもどれる。
4．基本姿勢へのもどし方
   ① 重心を前に移動するときに，上体から突っ込まないようにする。
   ② 上体が垂直で，顎を突き出さないようにする。

☆注　意　点
   ① 股が折れずに上体を後ろに倒したり，逆に上体を前傾させる場合が多いので，上体を垂直に保たせる。
   ② 前後移動の速度は，出来るだけゆっくりがよい。
   ③ 移動の際に，左右の何れかにずれることが多いので，そのずれを起こさないようにする。
   ④ 踏みしめ感の変化を子供に感じさせるようにする。　　　　　（H）

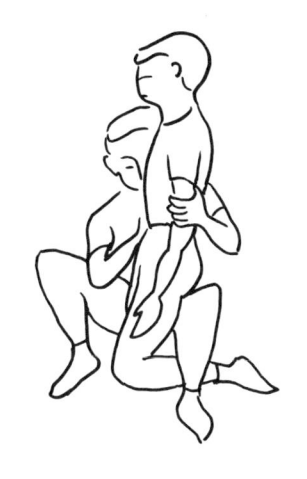

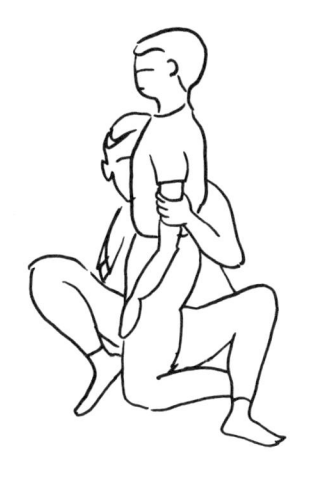

①基本姿勢　　　　　　　　　②上体を前に出す

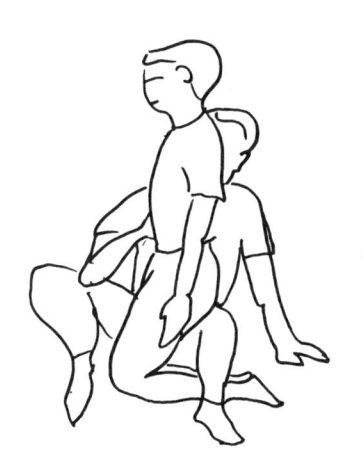

③上体を後ろにもどして保つ　　④腰を元にもどす

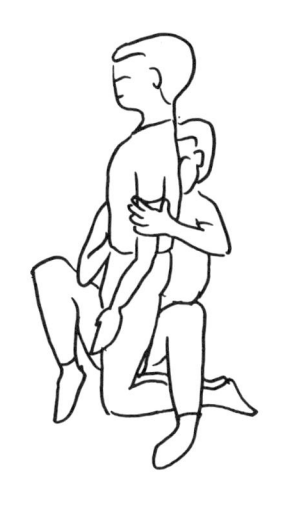

立つ 6

立 位 動 作　《全身動作》

◇ねらい　　　立位の保持に必要な最小限の力を入れるとともに，不適切な緊張の弛緩を行う。両足できちんと踏みしめるようにする。

◇訓練の手順
1．どのような姿勢をとらせるか（基本姿勢）
　（一人立ちが出来る・出来ないにかかわらず，基本姿勢は同じである。）
　① 両足をやや離し，しかも平行にする。腰をいれ，肩と腰と踵が垂直線上に並ぶような姿勢をとらせる。
　② 足首や膝を突っ張らず，股や肩にも余分な力を入れない。
2．どのように動かすか
　① 足首と膝を突っ張らないようにし，腰の上に上体を真っ直ぐに乗せ，体重が両足底にかかるようにする。
　② 腰や足首等を柔らかく用いて，バランスをとる。
　③ バランスをとりながら，両足で踏みしめる。
3．うまくいった場合にはどうなるか
　① 上体を垂直に保ち，両足で床を踏みしめながら立位を保てる。
　② 足首と膝を緩め，脚を突っ張らずに立てる。
4．基本姿勢へのもどし方
　① 足の指のつけ根と踵とで，体重が支持出来るように援助する。
　② 両足で踏みしめるようにする。

☆注意点
　① 尻を後ろに引くと膝の反張や腰の反り返りが出るので，必ず腰を入れるようにする。
　② 尻の位置を足の上にすることが重要である。尻の位置が後ろになると，膝の反張が出やすくなる。
　③ 頚すじを伸ばすようにすると，上体も伸ばしやすい。
　④ 立つことだけに重点を置くと，脚を突っ張ったり，腰を引き腕を上げて，バランスをとるような姿勢になってしまうのを見逃しやすい。（H）

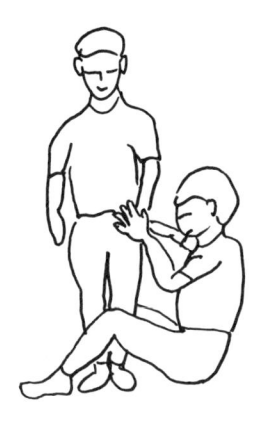

①基本姿勢

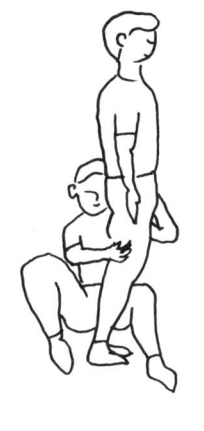

②正しい立位姿勢

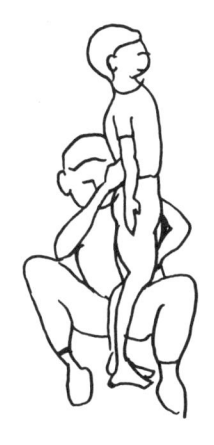

③反り返りすぎ

立つ 7

脚を折る動作 《全身動作》

◇ねらい　　股，膝と足首を柔らかく動かせるようにする。
◇訓練の手順
　1．どのような姿勢をとらせるか（基本姿勢）
　　① 立位から，指導者は子供の腰を下に押し膝を曲げさせる。
　　② 尻が，足よりも後ろに位置しないようにする。
　　③ 膝をうまく曲げられたら，その脚を伸ばし立位にもどる。
　2．どのように動かすか
　　① 立っている子供の肩に手をおき，下に押し下げる。子供に膝を曲げさせる。
　　② 膝を突っ張り，脚を曲げない場合は，尻を後ろに突き出す力を入れていることが多いので，その時には，腰を起こすような援助と膝の裏を軽く押す援助をしながら，肩から押し下げる。
　　③ 足首を十分に緩めるためには，膝を曲げる際に尻が足より後ろにいかないようにする。
　3．うまくいった場合にはどうなるか
　　① 上体が真っ直ぐのまま，膝だけが曲がる。
　　② 股や足首が十分に曲げられている。
　　③ 足の裏に踏みしめ感が十分に感じられる。上体を前に倒して，出尻にならない。
　　④ 最初は押し下げに対する抵抗が強いが，練習を繰り返すと軽く曲げるようになる。
　4．基本姿勢へのもどし方
　　① うまく曲げられたら，ゆっくりと膝を伸ばさせる。
　　② 足の裏全体で，踏みしめられるような位置をとる。
☆注意点
　　① 膝を曲げたまま，踏みしめる感じをつかませる。
　　② 上体を前に倒したり反り返ることが多いので，それをさせない。（H）

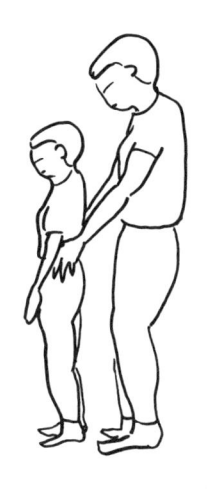

①基本姿勢

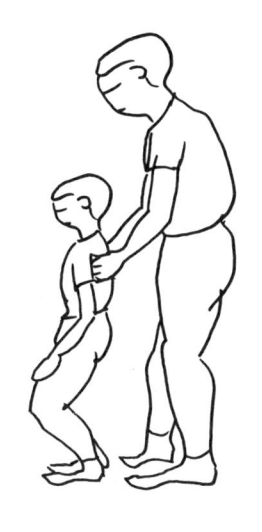

②正しい姿勢

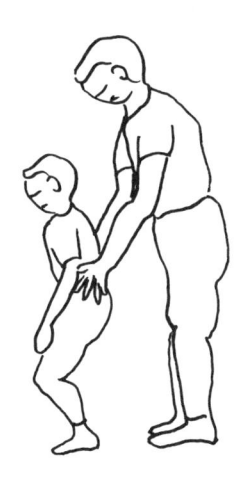

③上体が前傾している

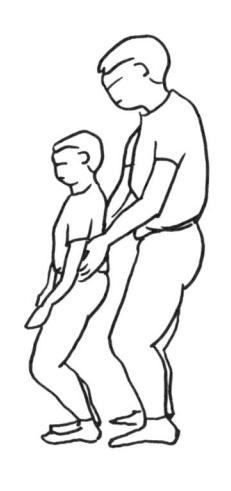

④股が折れない

立　つ　8

重心の前後移動動作　《全身動作》

◇ねらい　　　片足から半歩出した足に，重心を移動出来るようにする。
◇訓練の手順
　1．どのような姿勢をとらせるか（基本姿勢）
　　① 片足を半歩前に出した前後開脚姿勢をとらせる。
　　② 後ろ脚で体重を支持させる。
　　③ 支持脚側の腰をいれて，後ろに引かせない。
　　④ 上体は垂直に保たせる。
　2．どのように動かすか
　　① 指導者が軽く腰を支えて，重心を後ろ脚から前脚に移動させる。
　　② 重心の移動では，腰をひねらずにしかも腰から移動させる。
　　③ 前脚の膝をわずかに曲げた状態で，移した体重を支持させる。
　　④ この一連の動作は，腰をいれた状態で行わせる。
　3．うまくいった場合にはどうなるか
　　① 重心の移動の際に，上体が前傾しない。
　　② 前脚で体重を支持する時に，上体が垂直のままで姿勢が崩れない。
　　③ 前脚で立つ場合，前脚の股と膝が自然に緩み，後ろ脚の力が抜ける。
　4．基本姿勢へのもどし方
　　① 前脚に力を入れずに後ろ脚で立てるように，重心を移動させる。
　　② 腰から重心を移動させる。
　　③ 後ろ側の脚で余裕をもって立ち，前脚の力を抜かせる。
☆注意点
　　① 普通には立てるのに，前後開脚では立てない者が相当にいるので，まず前後開脚での起立の練習が先行する場合がある。
　　② 体重をかける側の腰に尻を引くような力を入れさせない。
　　③ 重心移動の際に，上体から移動しない。
　　④ 前での体重支持で，前脚を突っ張らせない。　　　　　　　　（H）

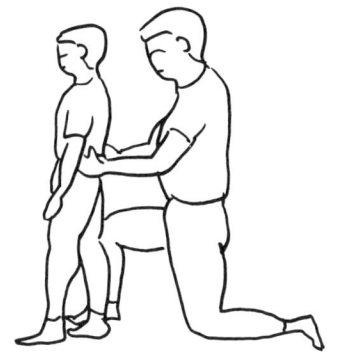

①基本姿勢 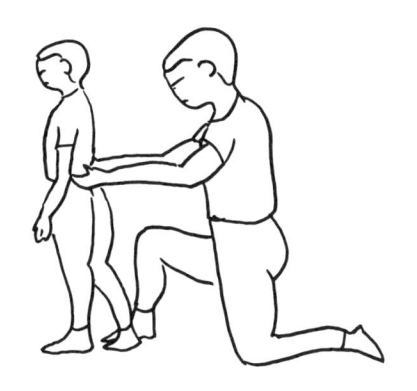　　　　　　　　　　②重心の前への移動

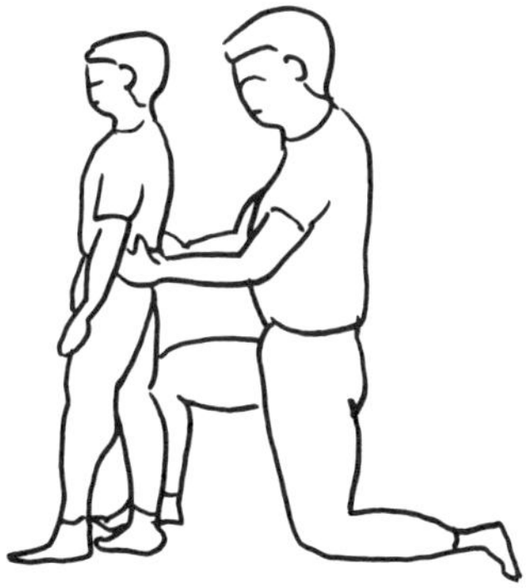

③元にもどす（後ろへの移動） 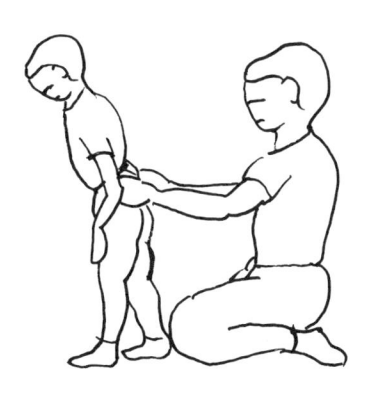　　④上体が前傾した悪い姿勢

立　つ　9

片足踏みしめ動作　《全身動作》

◇ねらい　　　左右片脚の股や膝を使って，片足で踏みしめられるようにする。

◇訓練の手順
 1．どのような姿勢をとらせるか
　① 両足で踏みしめた姿勢をとる。
　② 指導者は子供の腰を持ち，尻を突き出したり腰を反らしたりしないように補助する。
　③ 例えば，左足を踏みしめる場合には，左脚に体重がかかるように腰を左足の上まで動かす。
 2．どのように動かすか
　① 体重をかけた方の脚の股と膝をゆっくり曲げていく。
　② 曲げた股と膝をゆっくり伸ばして，踵で踏みしめさせる。
　③ 上体を倒すことがあるので，それをさせないように動かさせる。
 3．うまくいった場合にはどうなるか
　① 上体が垂直のまま，片脚で身体を支えてゆっくり踏みしめられる。
　② 左足を踏みしめた場合には，右脚の力が抜ける。
　③ 背や肩に力を入れずに立てる。
 4．基本姿勢へのもどし方
　① 左足首と左膝とをやや緩めたまま左足で踏みしめられたら，腰を中央に動かし，再び両脚で立たせる。
　② 片側を何回か繰り返した後に，反対側にも同じ手続きを行う。

☆注意点
　① 子供の腰の左右への移動を少なくしたり，大きくしたりしながら，子供が踏みしめる動作をしやすい位置をさがす。
　② 腰を左右に移動する時に，上体を左右に倒させないようにする。
　③ 片足で踏みしめる際に，腰をひねり尻を後ろに突き出すことがあるので，押さえてやる。

(H)

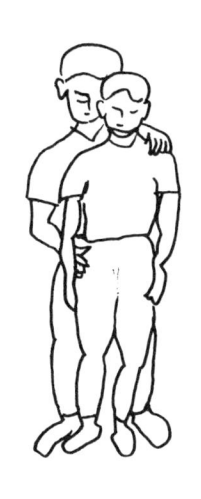

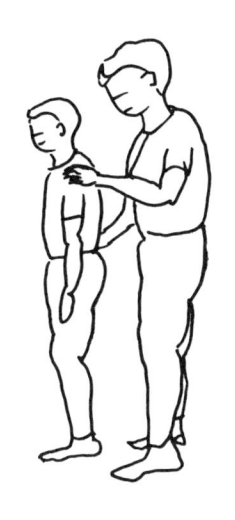

①基本姿勢（前）　　　　　　　　②基本姿勢（横）

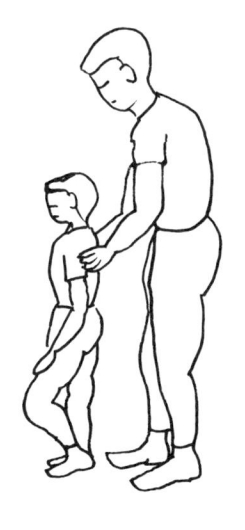

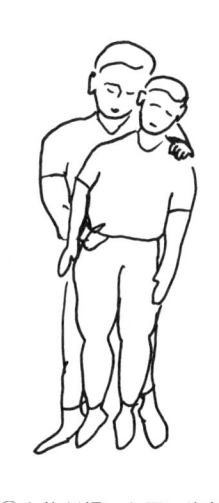

③股と膝をまげていく　　　　　　④上体が傾いた悪い姿勢

立　つ　10

重心の左右移動動作　《全身動作》

◇ねらい　　　立位で,重心を左右の脚に移動して支持出来るようにする。
◇訓練の手順
　1．どのような姿勢をとらせるか（基本姿勢）
　　① 両足をわずかに開いて立たせる。
　　② 指導者は，子供の後ろから腰を軽く支える。
　　③ 腰を後ろに突き出さないように援助をする。
　2．どのように動かすか
　　① 片足できちんと踏みしめられる位置まで腰を移動させる。
　　② 腰の移動が引っかかったら，そこでしばらく待って緩めさせる。
　　③ 最初は，腰を軽く横に動かし，重心を移動させる。次に反対方向に中央までもどし，更に進める。出来るなら，子供に一人でやらせる。
　3．うまくいった場合にはどうなるか
　　① 重心をスムーズに横に移動し，片脚で身体をきちんと支えられる。
　　② 重心を反対方向に移動させる際に，バランスを崩さない。
　　③ 言葉かけだけで，重心の左右への移動が連続して出来る。
　4．基本姿勢へのもどし方
　　① 両脚での立位姿勢にもどす。
　　② 姿勢が崩れかけた場合には，そこで止めて崩れを直させる。
　　③ 腰の位置や上体に傾きが見られた場合，軽く援助をする。
☆注意点
　　① 重心を移動する際に，腰をやや後ろに引き気味になったら，軽くその動きを抑制する。
　　② 苦手な方向への移動の際に上体を傾けることがあるので，そのような傾きが見えたら，それを押さえるように援助する。
　　③ ゆっくりと正確な動きをさせる。　　　　　　　　　　　　　（H）

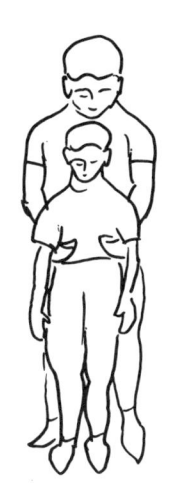

①基本姿勢

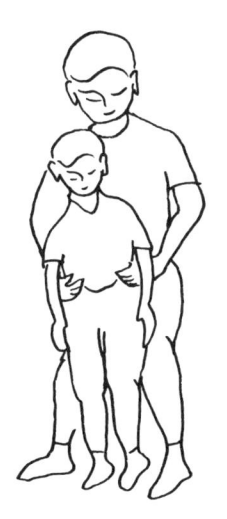

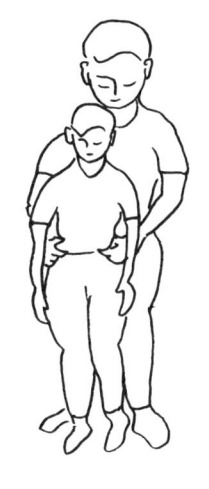

②右脚に重心を移動している

③上体が右に傾いた悪い姿勢

V. 歩　　く

1. 上手に歩くために必要な動作

　ほとんどの脳性まひの子供は片方の腰を後ろに引いて歩いたり，両肩に余分な力を入れ腕を上げて歩いたり，上体を揺すりながら歩いているなど，ゆがんだ姿勢で歩いています。しかも，このような体のゆがみをそのままにして，歩く訓練を続けていると，このゆがみがますます大きくなり，しまいには，歩くことばかりでなく，立つことすらも難しくなってしまう場合があります。

　このような問題をもつ子供の歩行訓練では，腰をいれて立つとか，上体を真っ直ぐにして立つとか，片脚できちんと体を支え，反対側の脚を滑らかに振り出すなど，歩行の基礎となる立位動作の訓練が必要です。

　特に，歩行動作では，脚を振り出す前に片脚できちんと立つことが，何よりも重要です。と言うのも，片脚で立つことが出来れば，脚の振出しは，楽に出来る場合が多く見られるからです。

　普通の状態では，腕を上げて歩く子供を見かけませんが，歩く時に，片側の腰を引いたり，上体を揺すったり，右と左で踏み出し方が違う子供は沢山います。このようなことは，立つ動作の章でも述べましたが，スポーツの場面などでも，大きな問題となってくることがあります。

2. 歩行動作の評価と訓練の進め方

　歩行動作は，次ページの図1のような流れで評価を行うとともに，訓練を進めていきます。図の中の四角は，162ページ以下に解説するモデルパターン動作（→　25ページ）を示しています。そこでは，動作状況を評価したり，その動作の訓練を実施することを示しています。また，ひし形は，指導者の判断を示しており，モデルパターン動作のどこに問題があるのかを判断したり，その動作がどの程度上達したかを評価して，その後の訓練内容を判断する所です。

　まず，「歩行動作」として，次の二つの動作をさせてみます。

　　○ゆっくり歩行動作（補助なし）

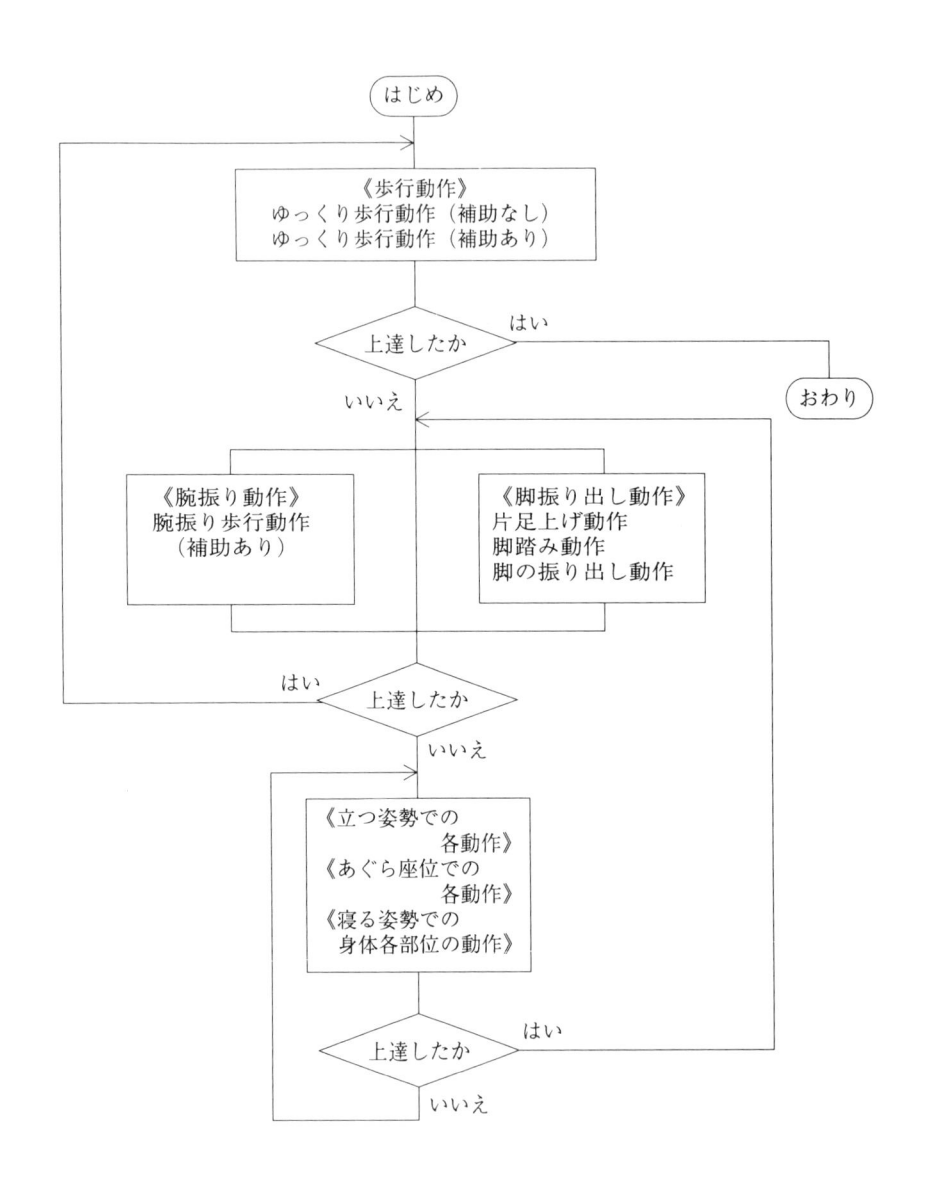

図1　歩く動作の評価と訓練の流れ図

○ゆっくり歩行動作（補助あり）

この二つの動作の中で，評価の観点となることが二つあります。

一つは，脚を振り出すことが出来るかどうかという点です。そこに問題が見られる場合には，次のような脚の振り出し動作訓練を試みて，片方の支持脚できちんと立って，脚を振り出しているかどうかを，確かめていくことが必要になります。

○片足上げ動作
○足踏み動作
○脚の振り出し動作

もう一つは，腕振り動作が出来るかどうかという点です。歩行時に，腕がスムーズに振れない子供をよく見かけますが，これは，単に腕の問題だけでなく，上体や肩に無理な緊張が入っていることを示しています。次の腕振り動作を試みて，どのような点に困難があるのかをよく確かめていきます。

○腕振り歩行動作

さて，このような脚の振り出しや腕振り動作に困難が見られる場合には，たいていは，歩行の基礎となる立つ姿勢での重心移動動作を始め，脚動作や膝立ち動作に，様々な問題が見られるのが普通です。また，更には，すわる姿勢での様々な動作や，寝る姿勢での身体各部の動作にも困難が見られる場合もあります。そのような場合には，歩く動作の訓練を行うとしても，まずは，その基礎となる立つ姿勢やすわる姿勢，寝る姿勢での各動作そのものの訓練を行うことが大切になってきます。

一方，こうした立つ姿勢やすわる姿勢での動作だけを行わせると出来るにもかかわらず，歩こうとすると，うまく出来ない場合があります。これは，一つ一つは出来ても，それらを複雑な動作にまとめあげることが出来ないのですから，すでに述べたような歩く動作の練習を中心に行うことが必要となります。

なお，歩行動作での指導者の援助の要点は，スムーズな体の動きを妨害する動きが起きないようにすることです。歩行動作は，相当に複雑なので，指導者が，指導の基本を踏まえて，子供の実態に応じて適切な援助の仕方を工夫しなければなりません。

3. どんな注意が必要か

（1） 歩くことではなく，歩き方が大切。

　歩く動作は，移動のための重要な手段なので，訓練においても，歩く動作そのものよりも，どうしても移動という点に着目しがちです。そうなると，「歩き方」がでたらめでも，移動出来ればよいということになります。その結果，脳性まひの子供では，無理な歩き方による移動を続けたために，ついには立てなくなってしまう事態も起こります。

（2） 振り出す脚よりも支持する脚が重要。

　歩くためには脚を振り出すので，どうしても振り出し脚に目がいきます。しかし，前にも述べたように，片脚で立てなければ反対脚の振り出しは出来ないので，片脚できちんと立つ練習が大切です。

（3） 腰の移動に注意する。

　歩く時に，腰がきちんと前に出ないとうまく歩けません。ですから，前後開脚での腰の前後への移動の練習が大切です。

（4） 転倒しないように気をつける。

　歩くためには，絶えずバランスを崩したりバランスを取り直したりしなければなりません。脳性まひの子供にとっては，ただでさえバランスを保つことが難しいうえに，移動しながらバランスを崩しては，また保たなくてはならないという，難しいことが要求されます。そのため，歩く練習中には，転倒しやすいものです。したがって，転倒しないような十分な援助が必要になります。

（星野公夫）

☆用語解説

動作感覚

　運動による筋肉や関節の変化が大脳に知覚される受動的な運動感覚は，単に「運動感覚」と呼ばれます。これに対して，運動を起こす自己の主体的な努力感に伴う能動的な運動感覚を「動作感覚」と呼んで区別しています。なお，この動作感覚の体験には，「主動感」「被動感」「自動感」の三つがあります。

　主動感は，人が自分で確かに体を動かしているという実感のことです。そこでは，自分の「意図」に基づいて，自分で「努力」して，それに応じた「身体運動」が体験されています。動作訓練では，この主動感の体験をねらいます。

　被動感は，自分以外の力によって体を動かされているという他動的な動作の実感のことです。そこでは，自分の「意図」や「努力」という動作感覚は感じられません。ただ身体運動の運動感覚だけが体験されます。

　自動感は，自分の体が勝手に動いてしまうという実感のことを言います。ある動きをしようとした場合に，「自分の意図や努力と関係なく体が勝手に動いてしまう」というような体験がこれに当たります。　　　　　　　　　　（宮﨑　昭）

☆用語解説

動作体験

　体験とは，まさに今，この瞬間において，人が感じているものであって，言語で概念的に理解されたり表現されるものではありません。一方，動作（→　22ページ）は，意図に基づいた努力の結果としての身体運動という過程を含んでいます。この意図と努力という用語から，よく「言葉のない重度の障害児には，動作が分からないのではないか」という疑問を出される方がいます。しかし，動作体験という点では，それは必ずしもはっきり意識されたり，言葉で表現されたりするとは限りません。言葉のない重度の障害児でも，意図と努力を含む自分の動作について，その瞬間に何かを感じているのです。そして，この動作体験の仕方を，訓練を通じて主動感がもてるように変えていくことが，子供の動作と行動の変化につながるのです。　　　　　　　　　　　　　　　　　　　（宮﨑　昭）

☆事項解説

行動変容をねらう訓練のコツ

　動作法は，自閉や多動，その他の情緒的な障害をもつ子供の情緒や行動の変容をはかるうえでも有効です。それでは，動作法によって行動の変容をねらうためにはどのような配慮やコツが必要なのでしょうか。

1．安心感を与える手の当て方をする
　情緒的な問題をもっている子供は，自分の体に触られることに対して大きな不安を感じることが多いのです。強引に子供の体をつかまえたり，引き寄せたりしたのでは，子供はますます不安を募らせてしまいます。そこで，子供が安心して受け止めることが出来るような手の当て方を，工夫する必要があります。
　① 体で感じる安心感——子供が不快感を感じない程度の力で，指導者の手のひらを子供の身体に柔らかく当てて，手のひらが体に吸い付くようにします。そして，その状態を数秒間から10秒間ほど保った後，手のひらを子供の体に付けたまま，ゆっくりと手の力を緩めます。
　② 自分の体を受け止める——このような体への触られ方を体験したとき，子供は思わずその部位に自分の気持を向け，自分の体の感じを受け止めるようになります。それとともに，指導者の顔を見たりするようにもなり，指導者の働きかけを安心して受け止めるようになるのです。

2．体の感じを子供と共有する
　① 体によるコミュニケーション——動作法では，体の感じや体の動きを通じて子供と指導者との間のコミュニケーション活動が行われます。コミュニケーションが成立するためには，子供に体の感じを体験させるだけでなく，それと同じ体験を指導者も味わうようにする必要があります。
　② 体の感じの一致——例えば，子供に安心感を与える手の当て方をすると，子供の体に起こった緩みや広がりの感じが，指導者の手のひらにも直接伝わってきます。そして，指導者自身も自分の手をとおして同じような

体験が分るようになります。このようになって，子供の体の感じと指導者の体の感じが一致したと考えることが出来ます。

3．言葉かけを大切にする

① その気にさせる――子供に課題を伝えるとき，子供をその気にさせる働きかけが出来るように，言葉かけなどを工夫する必要があります。例えば，子供に気持の良い体の体験をさせたいときに，「ほーら，フワーッとしたとっても良い感じでしょう」と言いながら，子供の体を緩めたり動かしたりする手の当て方を工夫します。

② その気になる――指導者自身も，言葉かけと動作の援助を一致させることによってその気になることが出来ます。そうすることによって，指導者も子供の感じを体験しやすくなり，指導者が共感的態度で課題に取り組めるようになります。

4．主体的な取り組みを大切にする

　自閉や多動の子供たちは，些細なことで興奮して動き回ったり，体や手を機械的に動かしてしまうことが多いのです。このような行動をしているとき，自閉や多動の子供たちは，そのような行動を自分が主体的に行っているという実感を欠いています。したがって，行動変容を図るためには，子供が自分の体の感じに気づき，自分で体を緩めたり動かしているという感じをつかむことが出来るように，主体的な動きを行わせることが大切です。

① 自分で緩める感じをつかむ――体を緩めるときは，子供に緊張を感じとらせる，そこに子供の注意を向けさせる，緩みの感じを感じとらせる，その部位を自分で動かして緩みや力を入れる感じを確認させる，というように援助することが大切です。

② 自分で動かす感じをつかむ――自分が主体的に身体を動かしている感じをつかませるためには，子供に動きの方向や動きの速さ，動きの強さを意識させるように援助する必要があります。また，子供の動きに対して指導者が逆方向に力を加えたりして，子供が自分で努力して動かしている感じをつかませます。

（今野義孝）

歩く 1

片足上げ動作　《全身動作》

◇ね　ら　い　　　支持脚で身体を支持し，反対脚を上げられるようにする。
◇訓練の手順
　1．どのような姿勢をとらせるか（基本姿勢）
　　① 両脚で立たせる。
　　② 腰を支持脚上にきちんと乗せ，片足で体重を支持させる。
　　③ 上体や腕に不必要な緊張を入れないで，上体を垂直に保つ。
　2．どのように動かすか
　　① 支持脚とは反対の脚を踵から自然に上げさせる。
　　② 上げる側の腰もやや上げるようにする。
　　③ 足を柔らかに上げる。
　3．うまくいった場合にはどうなるか
　　① 足を上げた場合に，姿勢が崩れない。
　　② 特に，支持脚側の腰が引けない。
　　③ 足を上げた側の腰がやや上がる。
　4．基本姿勢へのもどし方
　　① 上げた足をつま先から床に着ける。
　　② 足が着いたら，両脚で踏みしめる。
☆注　意　点
　　① 立っている時は姿勢がよくても，足を上げようとすると，支持脚側の腰を後ろに引く緊張が入りやすい。きちんと片方の脚で立てるように補助する。
　　② 足を上げる側の腰を引き上げることも，極めて難しい。足を上げることだけでなく，場合によっては，腰を引き上げる練習も必要となる。
　　③ 頸すじを伸ばすようにすると，上体がきちんとしやすくなる。

　　　　　　　　　　　　　　　　　　　　　　　　　　　　　　　　（H）

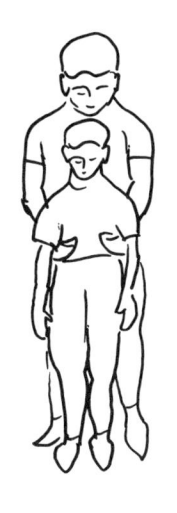

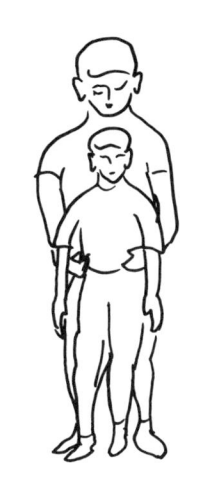

①基本姿勢（前）　　　　　　　　②基本姿勢（重心を横に移す）

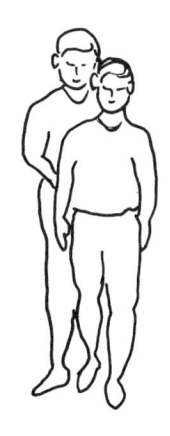

③片足を上げた状態（前）　　　　④片足を上げた状態（横）

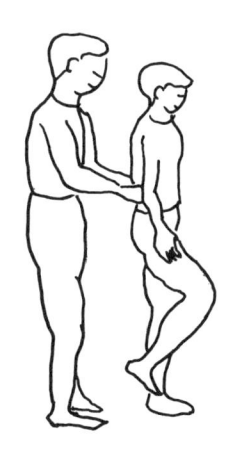

歩　く　2

足踏み動作　《全身動作》

◇ね　ら　い　　　歩行の前段階として，足踏み動作を連続して出来るようにする。

　　　　　　◇訓練の手順

1．どのような姿勢をとらせるか（基本姿勢）
　① 両足をわずかに開いて立たせる。
　② 指導者は，子供の背後から腰を軽く持つ。
　③ 上体を傾けたり，腰を引かないように適宜軽く押さえる。

2．どのように動かすか
　① 腰を片脚の上に動かして重心を移動させ，反対側の足を上げさせる。
　② 足を下ろす時に足の裏で踏みしめさせ，重心を正しく移動させる。
　③ この動きを繰り返す。

3．うまくいった場合にはどうなるか
　① 支持する側の脚が，足から上体まですっと伸びる。
　② 足を上げる側の腰がやや上がる。
　③ 足を下ろした時に，きちんと踏みしめられる。
　④ 足を下ろす時，元の位置に下ろせる。

4．基本姿勢へのもどし方
　① 両脚で楽に立っていられるようにする。
　② 特に，足首に緊張を伴わずに立てるようにする。

☆注　意　点
　① 重心の移動が不十分なまま，足を上げると動きが崩れるので，重心の移動をきちんと確認させてから足を上げるようにさせる。
　② 足を上げる時に，その側の腰を下げがちなので，腰を上げながら足を上げる動作が出来るような援助が必要なことが多い。この場合，上げる足だけでなく，支持脚できちんと立っていることを確認する。
　③ 踏む回数を数えるのではなく，一回毎の足踏みをきちんと行うことが重要である。

（H）

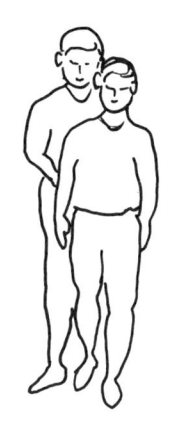

①基本姿勢（前）

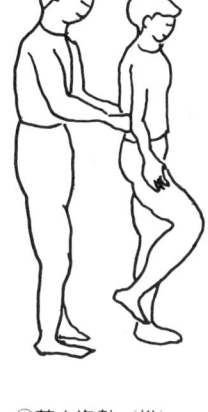

②基本姿勢（横）

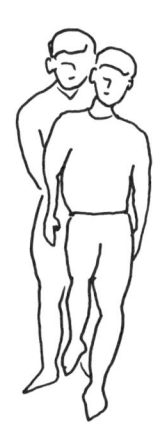

③上体が傾く
　悪い姿勢

歩 く 3

脚の振り出し動作　《全身動作》

◇ね　ら　い　　　支持脚で身体を支持し，反対の脚を振り出せるようにする。
◇訓練の手順
　1．どのような姿勢をとらせるか（基本姿勢）
　　A①　両足をそろえて立つ。
　　　②　指導者は子供の腰を指示してやる。
　　B①　前後開脚の姿勢で立たせる。
　2．どのように動かすか
　　①　「重心の左右移動動作」（→　152ページ）と同じように片脚に重心を移動する。次いで，そのまま，腰を前に出し重心を前方に移動する。そして，倒れる寸前に振り出し脚を振り出させる。
　　②　「重心の前後移動動作」（→　148ページ）と同じように腰を後ろから斜め前に移動する。前足できちんと立てる位置を越え，更に腰を前に移動する。倒れる寸前に，振り出し脚を出させる。
　　③　訓練初期では，一歩踏み出したら止まるようにさせる。
　3．うまくいった場合にはどうなるか
　　①　支持脚に，十分に乗ることが出来る。
　　②　脚の振り出しが早すぎない。
　　③　振り出して，重心を移動させた所で楽に止まれる。
　4．基本姿勢へのもどし方
　　①　重心が，支持脚から振り出した脚に移った所で止まる。
　　②　支持脚側の腰が，後ろに引けない。
☆注　意　点
　　①　脚を振り出すよりも，体重支持がきちんと出来ることが重要である。
　　②　重心が支持脚の足の上をを通り過ぎるまで，反対脚を振り出さない。
　　③　脚を振り出したら，一歩できちんと止まるようにする。
　　④　普通の立ち方にせよ，前後開脚にせよ，まずきちんと立つ。　（H）

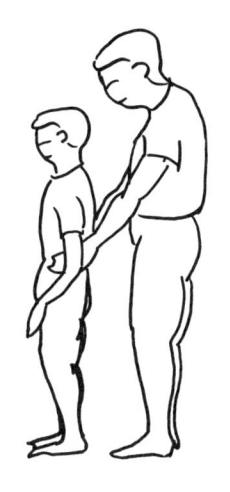

①基本動作

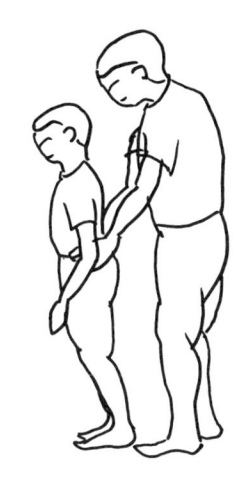

②重心を左前方にかける

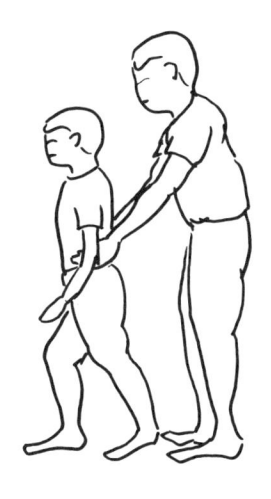

③右脚の振り出し

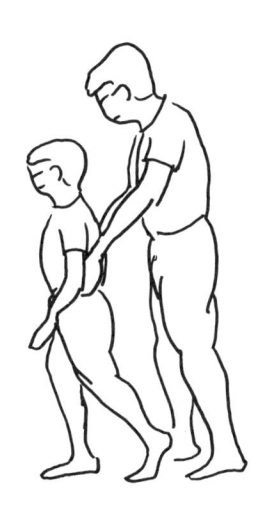

④体重の右前方への移動

歩　く　4

ゆっくり歩行動作（補助あり）　　《全身動作》

◇ねらい　　　ゆっくり片足ずつ踏み出して，歩く動作が出来るようにする。
◇訓練の手順
　1．どのような姿勢をとらせるか（基本姿勢）
　　①　両足をやや開いて立たせる。
　　②　指導者は，子供の後ろに立ち，腰か肩に軽く手を当てる。
　　③　腰を引くようなら，指導者は脚や体を使って押さえる。
　2．どのように動かすか
　　①　腰や肩を軽く片方に動かし，重心を片側に移させる。
　　②　次いで，体を前に押し，重心を前方に移しながら足を踏み出させる。
　　③　一歩踏み出した所で，停止させる。
　　④　重心を前足に移動するように軽く前に押し，逆側の足を踏み出させる。
　3．うまくいった場合にはどうなるか
　　①　体重を片脚に十分にかけ，足を踏み出せる。
　　②　一歩踏み出し，バランスを崩さずに停止出来る。
　　③　前後開脚から前足に，重心をきれいに移し逆側の足を踏み出せる。
　4．基本姿勢へのもどし方
　　①　足を踏み出した後に，バランスを保ちながら停止する。
☆注意点
　　①　歩数にこだわってはならない。支持脚への完全な重心の移動を行うようにする。
　　②　踏み出した後に，バランスを保ちながら停止させる。これが歩行の自己コントロールの基礎となる。
　　③　腰の移動によって，重心を移すようにする。　　　　　　　（H）

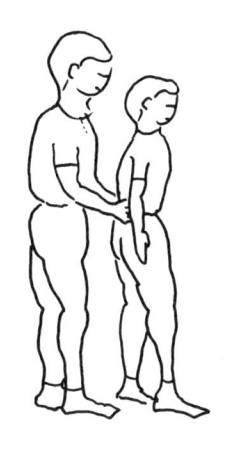

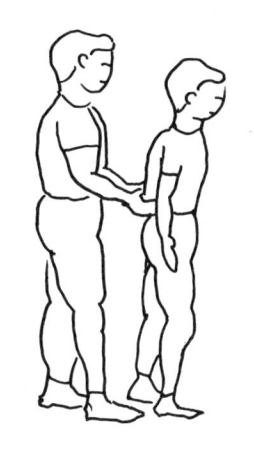

①基本姿勢　　　　　　　　②重心の前方への移動

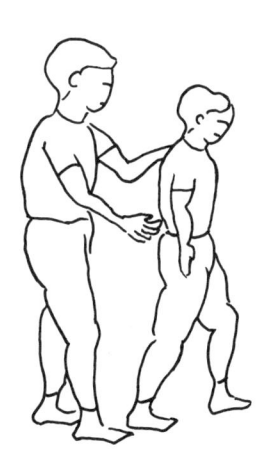

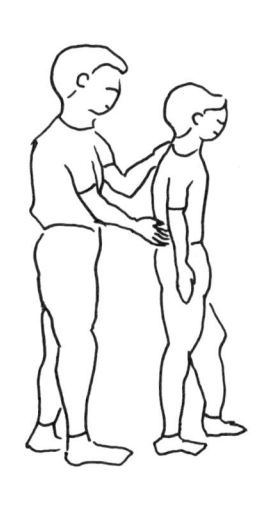

③足の踏み出し　　　　　　④二歩目への基本姿勢

歩 く 5

腕振り歩行動作（補助あり）　《全身動作》

◇ね ら い　　足の踏み出しと腕の振りを協調させて，歩けるようにする。
◇訓練の手順
　1．どのような姿勢をとらせるか（基本姿勢）
　　①　両足を軽く開き，胸と頚すじを伸ばし，両肩の力を抜かせて立たせる。
　　②　指導者は子供の後ろに立ち，肩や腰の動きの援助が出来るようにする。
　2．どのように動かすか
　　①　子供に重心移動をさせながら，両肩を軽く補助し体をひねり気味にして，足を踏み出すと同時に，そちらの腕を後ろに引かせる。
　　②　続いて，踏み出した足に体重をかけさせながら，両肩の補助によって反対方向に体をひねり気味にして，反対側の腕を後ろに引かせる。
　　③　肩や腕に力を入れ過ぎる時には，肩を手で押さえながら言葉によって指示をするなどして，肩の力を抜くようにさせる。
　3．うまくいった場合にはどうなるか
　　①　重心移動に合わせて，軀幹部をリズミカルにややひねり気味にして，腕を振ることが出来るようになる。
　　②　足の踏み出しと腕の振りとが，リズミカルに調和してくる。
　　③　腕振りの時，肩や腕に余分な力が入らない。
　4．基本姿勢へのもどし方
　　①　重心移動動作に合わせて，腕を後ろに引かせた動作をもどさせ，それにつなげて，腕を前に振り出させる。
☆注　意　点
　　①　足の踏み出しだけや腕振りだけはうまくても，両者を調和させることが難しい場合が多い。腕振りは，出来るだけ軽く行うようにさせる。
　　②　前もって，肩の弛緩とか腕上げ等の訓練を行ったり，立位姿勢で腕だけを軽く振る練習をしておくのもよい。
　　③　支持脚による踏みしめと肩の動きの関係を大切にし，指導者は，子供の腕の動きだけに注意を奪われ過ぎないようにする。　　　　（H）

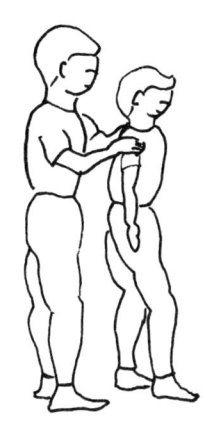

①基本姿勢

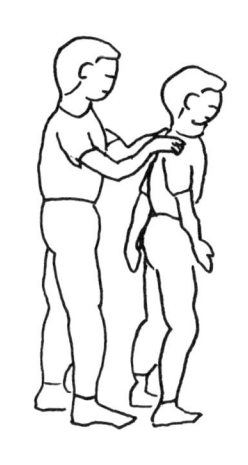

②重心の移動と腕振り開始

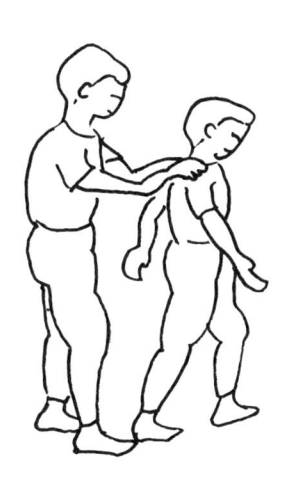

③踏み出しと同時に腕を引く

歩　く　6

ゆっくり歩行動作（補助なし）　《全身動作》

◇ね ら い　　　全身的にバランスのとれた歩行動作に習熟させる。
◇訓練の手順
　1．どのような姿勢をとらせるか（基本姿勢）
　　① 両足を軽く開いて立たせる。
　　② 指導者は子供のそばに立ち，いつでも補助出来るようにする。
　2．どのように動かすか
　　① 支持脚に体重をかけ，足を踏み出させる。
　　② 一歩踏み出したら，そこでバランスをとりながら停止する。
　　③ 重心を前足に移動させてから，逆の足を踏み出す。
　　④ 一歩踏み出したら，そこでバランスをとりながら停止する。
　　⑤ 一歩一歩確かめながら，連続して歩く。
　3．うまくいった場合にはどうなるか
　　① 重心の移動と踏み出しとが滑らかに行える。
　　② 踏み出した時に，バランスを崩さずに止まれる。
　　③ 連続した歩行が，確実に出来る。
　4．基本姿勢へのもどし方
　　① 一歩踏み出して止まる。
　　② 二歩，三歩と連続した歩行で，姿勢が崩れたら，止まって自分で基本姿勢を整えさせる。
☆注　意　点
　　① 歩く距離や歩数に重点を置いてはならない。支持脚への重心の移動の仕方や足の踏み出し方に重点を置く。
　　② 足を踏み出すときに，踏み出し側の腰が下がらないようにする。
　　③ 支持脚で体を支えるときに上体が傾かないようにする。
　　④ 支持脚で体を支えるまで足を踏み出さない。
　　⑤ ゆっくり一歩一歩きちんと踏み出し，その足を踏みつける。（H）

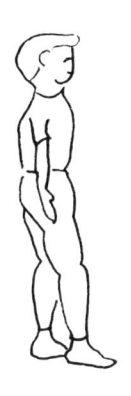

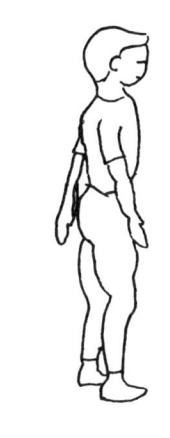

①基本姿勢　　　　　　　　　　②重心の移動と腕振り開始

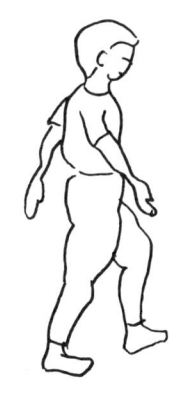

③踏み出しと腕の引き　　　　　④2歩目への基本姿勢

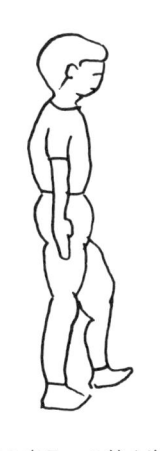

Ⅵ. 訓練の展開の仕方

1. 訓練の計画立案に当たって

(1) 訓練目標を立てるまでに
① 医学的な診断と健康状態の把握
　まず，子供の診断名と骨や筋肉に関する整形外科学的な状況を始めとする，医学的な状態を確かめておくことが必要です。子供の体の問題を無視して訓練を進めれば，思わぬ事故を引き起こす可能性も出てきます。まずは動作訓練を進める上で，身体的に無理がないか，あるとすればどのような配慮が必要なのか，また，そのほかの健康上で配慮を必要とすることがないのかなどの点を確かめていきます。
② 生育歴及び発達と学習の状態の把握
　生育歴としては，乳幼児期の発達の状態と，これまでの保育や教育歴を確かめておきます。特に，乳幼児期の子供の障害に対する保護者の受けとめ方とその改善のために努力してきたこと，これまでどのような指導を受け，どのような成果があったのか，また，それに対する本人や保護者の受けとめ方などは，子供と保護者の願いを把握する上でも重要になります。
　その上で，現在の発達の状態について，運動面の発達だけでなく，言葉によるコミュニケーションの状態や課題を提示された時の取り組み方，人見知りなどの人との係わりの特徴を把握します。
③ 問題点及び子供と保護者の願いの把握
　教育相談のような心理臨床場面では，「子供と保護者の願い」があって初めて相談が成り立つということが，「主訴」という言葉で認識されてきました。しかし，学校教育は，学校の教育目標の実現を目ざして教育を行うわけであって，子供と保護者の願いが前面に出ることはあまり見られませんでした。しかし，動作訓練は，子供が自分の体に関する課題を自分で解決していく学習ですから，子供自身が自分の体について，どのように受け止めてどのような困難を

感じ，どのような希望を持っているのか，ということを無視することは出来ません。また，保護者が子供の体についてどのように考え，どのような希望を持っているのかを把握しておくことも大切です。指導者の考える問題点と子供自身又は保護者の願いとが大きく食い違ってしまっては，妥当な指導目標を設定することがむずかしくなるからです。

（2）訓練計画を立てる時に
　①　訓練課題の見つけ方
　動作法では，子供の動作不自由に対して，出来ない動作そのものを練習させるようなことはしません。それに代えて代表的ないくつかの動作モデルパターン（→　25ページ）の訓練を行うことで，様々な目的動作の改善をねらいます。したがって，訓練課題も，このようなモデルパターンによる訓練を試行する中で把握していきます。そこでは，次のような事項について診断的評価を行うとともに，訓練による変容の可能性についても，観察していきます。
　　〇立位・歩行，書字，発声・発語の各基本動作における問題点の観察
　　〇不当緊張の部位と方向と強さ及びその弛緩動作がどの程度出来るか
　　〇姿勢定型や動作定型の特徴の把握とボディ・ダイナミックスへの記載
　こうして，動作訓練では，訓練と評価が一体となった方法によって問題点をとらえ，訓練課題を具体的に見つけていきます。
　②　訓練の環境的条件
　動作訓練を進める上で，次のような環境的条件は，訓練の進み具合を左右します。指導計画も，このような条件によって変えていかなければなりません。
　　ア　動作訓練が実施される場の問題
　養護学校における養護・訓練の時間の指導として行われる場合と，心理療育キャンプや親子訓練会のような場合とでは，雰囲気や指導のねらいも異なりますし，指導期間も違いますので，それぞれに合わせた指導計画を立てる必要があります。
　　イ　訓練の指導者の問題
　教師が指導者となる場合と，保護者を指導者にして訓練に当たらせる場合とでは，子供に対する態度や訓練の技術も異なってきます。また，スーパーバイザーの指導がある場合とない場合とでも，指導計画は変わってきます。

ウ　訓練時間の問題

　心理療育キャンプでは，1回の訓練について，50分～60分程度の訓練時間をとります。しかし，学校の授業では，40分しか時間がとれなかったり，複数の子供を同時に指導する必要のために一人当たり20分しか時間がとれない場合もあります。したがって，訓練に当てる時間の多少によって，取り上げる訓練の内容を選択する必要があります。

（3）実際に子供に係わる時に

　動作訓練で実際に子供に係わっていく時に大切なことは，子供の主体的な努力感を発揮させることです。指導者による他動的な身体運動は，子供の動作の学習にはなりません。そこで，子供の動作訓練の学習過程に沿って，次のような配慮をしていくことが重要です。

　①　動作感覚が分からない段階

不当緊張が強いなどのために，身体そのものが動かせなかったり，その部位を動かす動作感覚（→　159ページ）が分からなかったり，緊張が意識されない場合があります。そのような段階では，訓練部位に注意を向ける態度を養うことが大切です。

　②　痛みなどの違和感が感じられる段階

　訓練に伴って，たまたま訓練部位の緊張を緩められたり動かせた時に，子供はこれまでと異なる感覚を感じます。そこでは，これまでの自分のレパートリーにない動作が体験されるため，恐怖感や不安感をもったり，痛みとして体験される場合もあります。そこでは，このような新しい動作も自分の動作であることを，一つ一つ確かめさせながら訓練を進めることが大切になります。

　③　元の不当緊張や動作のゆがみに気づく段階

　自分の定型とは異なった動作を体験して初めて，元の不当緊張や動作のゆがみをはっきりと気づくようになります。この段階では，いつものまずい動作といつもと違った正しい動作の違いを明確に体験させることが大切です。

　④　不当緊張から正しい動作への自己制御の段階

　誤った動作と正しい動作が区別出来るようになっても，誤った動作を自分でやめて正しい動作へと，動作を制御することはなかなかむずかしいものです。この段階では，指導者による援助を少なくして，動作の自己制御を練習させ，

最終的には不当緊張を押さえて正しい動作だけが出来るように指導します。

(4) 訓練記録と訓練の展開の工夫

　動作訓練は，一人一人のその時の状態に合わせて指導を展開します。そのため，訓練後に速やかに指導記録をとることが大切です。特に，指導者がどのような働きかけをした時に，子供がどのように反応したのかを記録します。そして，このような記録を元にした事例検討会を行ったりして，次の訓練の展開の仕方をさらに工夫していくわけです。　　　　　　　　　　（宮﨑　昭）

2．事例による訓練の組立て

1）脳性まひの子供

　ここでは，4日間の集中訓練で指導した事例を取り上げて，脳性まひの子供の具体的な訓練の展開の仕方について述べます。

（1）インテークと訓練目標の立て方
　訓練に先立って保護者と話し合い，子供の病歴や健康状態，生育歴と家族の状況，基本動作の状態，知的・性格的な特徴などについて聞きます。また，保護者と本人の動作訓練に対する期待などを確かめます。これらの情報は，訓練を進める上で事故や危険の予防と訓練目標の設定につながります。
　ここで取り上げる事例は，7か月の早産で，酸欠のために脳性まひとなった訓練開始の時，5歳のK君です。発作や脳波異常は認められず，服薬もしていません。ここ1年ほど，肢体不自由児通園施設に通っています。家族は，両親とK君を合わせて3人で，一人っ子です。動作状況について，座位は，腕を突っ張って一時的に出来ますが，すぐに崩れます。補助して立位をとらせると，全身を突っ張って立とうとし，脚が交差してしまいます。腕と手は，自分の思う所に伸ばすことが出来ず，指さしは困難です。なお，知的な面では，言葉はありませんが，首を縦と横に振って，「はい」と「いいえ」の意思表示をします。そのことによって，大人の話をかなり分かっているような様子も見られました。なお，通園施設では，当初は，母親と一緒でないと食事をとろうとしなかったとのことです。今でも特定の指導員と一緒でないと，食事をとらないようなかたくなな面があるとのことです。

（2）訓練目標の立て方
　訓練の目標を立てるに当たっては，訓練に対する保護者の希望や子供自身の希望を尋ねるとともに，指導者としての見立てを交えてよく話し合い，具体的に何をめざすのかを三者で共通理解をしておくことが大切です。

K君の場合には，母親は，「子供が，自分で上体を起こすというような場面に進んでいければいいのですが」と，希望を述べました。これを受けて，指導者は，全身に突っ張る力を入れないで，足，腰，背中，腕を，それぞれ分けて自分で動かせるようにすることで，結果として「座位姿勢の保持」が上達することを当面の目標としました。

（3）訓練課題の設定の仕方

　目標に従って，「すわる」動作の評価を行うとともに，将来的には，立位や腕や手を使った動作の展開も大切であると考え，「立つ」動作の評価と「寝る」動作の中の腕上げ動作（→　42ページ）も試行して，動作上の問題を検討しました。

　図1は，K君の訓練開始時の座位姿勢であり，図2は，訓練開始時の立位姿勢です。なお，こうして明らかになったK君の訓練課題について，相互の関連が分かるように図示したものが図3です。これに沿って問題点を見ると，次のようなことが分かります。

　まず，「あぐら座での背の使い方」がへたで，背中に力を入れようとする時にうまく力が入らず，弱い力しか入りません。また，首が安定しない，前に倒れる，横に傾く，後ろに向いたまま起こせないなどの「膝立ち，あぐら座，立位での頚の動作」（以下「頚の動作」と略す）に困難が認められるとともに，上体を伸ばす時に肩に力が入って肩の緊張が強いなどの「膝立ち，あぐら，立位での肩の動作」（以下「肩の動作」と略す）にも困難が認められました。そして，このような「頚の動作」と「肩の動作」の困難には，「あぐら座での背の使い方」の問題が影響していると推測されました。

　更に，上体を起こす時に，全身を突っ張って力を入れて起こそうとするなどの「あぐら座，立位での起き方」の問題が見られますが，これは，「肩の動作」の困難と腰が後ろに引けるなどの「膝立ちでの腰の動作」の困難と，固く内側にねじれている「立位での足首動作」の困難のためと考えられました。

　加えて，「肩の動作」の困難は，腕を緩めたり力を入れたりする「腕の動作の状態」にも大きな影響を及ぼしていると考えられます。

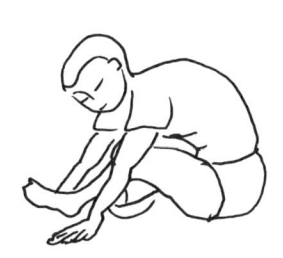

図1　K君の座位姿勢　　　　　　　図2　K君の立位姿勢

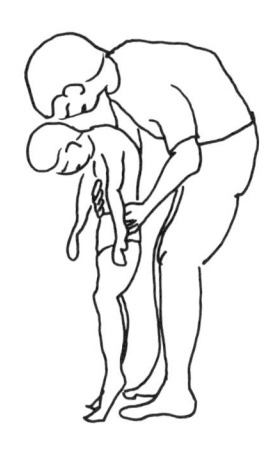

あぐら座、立位での起き方
上体を起こす時に全身をつっぱって
つっぱって力を入れて起こそうとする

腕の動作の状態
ゆるめ　　　　　　　入力
肘がかたく腕が伸びにくい　上げられない。前方に伸ばせない
90°近くで緊張に当たる　　下ろすときに正しく力が入らない

膝立ちでの腰の動作
腰が後ろに引ける
緊張が強く、自分で腰を起こす
力が入りにくい

膝立ち、あぐら、立位での
肩の動作
上体を伸ばす時に肩に力が入る
肩の緊張が強い

膝立ち、あぐら座、
立位での首の動作
首が安定しない
前に倒れる
横に傾く
後ろに向いたまま
起こせない

立位での足首動作
立位で足首がかたく内側にねじれる

あぐら座での背の使い方
背中に力を入れようとする時
うまく力が入らない（弱い）

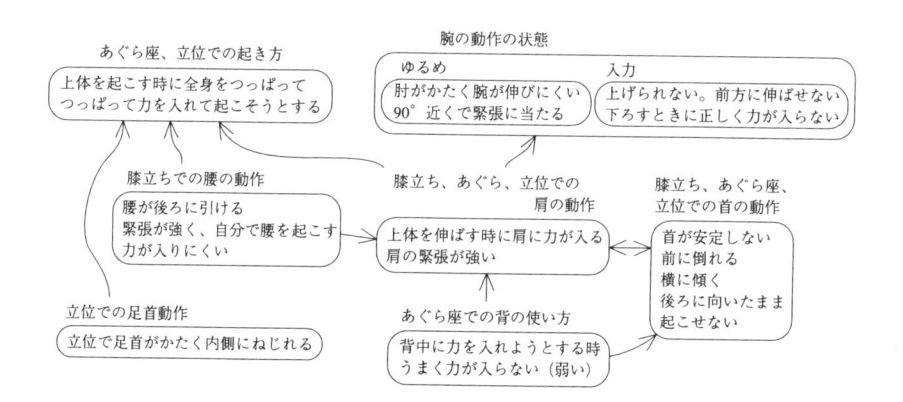

図3　K君の動作課題関連図

（4）訓練計画の立て方

　このような訓練課題の検討の結果から，動作訓練で取り上げるべき課題を考えますと，中心的課題は，膝立ちやあぐら座での肩の弛緩と腰の使い方だと思われます。具体的には，次のような訓練が上げられます。

　〇肩の開き動作（→　76ページ）
　〇腰をいれる動作／１，２（→　134～137ページ）
　〇膝立ち動作（補助あり，→　138ページ）
　〇腰を起こす動作／１（→　84ページ）
　〇腰を起こす動作／２（→　86ページ）

　そして，このような訓練の前提として，頚の弛緩動作とあぐら座での背中の使い方が課題となってきます。具体的には，次のような訓練が上げられます。

　〇背・頚の伸ばし動作（→　80ページ）
　〇頚のすわり動作（補助あり，→　82ページ）
　〇軀幹ひねり動作（→　88ページ）
　〇胸伸ばし動作（→　90ページ）
　〇背伸ばし動作（→　92ページ）

　また，腕の使い方の改善と上体を起こす動作の改善は，中心的な課題が上達した時に，次に課題となってくる発展的な課題だと考えられます。具体的には，次のような訓練が上げられます。

　〇腕上げ動作（座位動作，→　102ページ）
　〇手首の反らし動作（→　104ページ）
　〇握る動作（→　108ページ）
　〇あぐら座をとる動作（→　96ページ）
　〇立位動作（→　144ページ）

　以上のような訓練内容について，１回60分の訓練時間の中で，当初は，訓練時間の前半で，基礎的な課題である頚の弛緩動作とあぐら座での背中の使い方を整えていき，後半は，中心的な課題である膝立ちやあぐら座での肩の弛緩と腰の使い方を実施するような指導を行いました。そして，次第に，中心的な課題の訓練時間の割合を増やしていき，集中訓練の終盤では，中心的な課題から始めて，発展的な課題である腕の使い方と上体を起こす動作の訓練を取り入れるようにしました。

（5）訓練の成果

　4日間の集中訓練の前後で，次のような動作の変化と，その後の家庭における日常生活に変化が見られました。

　訓練後の動作の変化としては，まず第1にあぐら座の安定が上げられます。自分でバランスを保とうとしたり，上体を自分で起こすことが出来るようになり，その動作の遂行に自信が見られるようになりました。これは，当初の訓練目標でもあり，ある程度予想した結果が得られたと言えます。

　第2には，腕動作の明確化と意識化が上げられます。上げる，下ろす，押すの動作が確実に出来るようになりました。また，あぐら座で片手を上げることが出来て喜んでいました。これも，あぐら座の安定から発展的に伸びるであろうと予想された変化が得られました。

　第3に，脚動作の改善が上げられます。立位では足首の問題が残るものの，踏ん張る力の入れ方が，突っ張るような感じが減少して少しは良くなり，全身の突っ張りとともに脚を交差させるような緊張も減少してきました。これは，当初予想した訓練効果には含まれていませんでした。これは，立位動作での上体保持動作の安定に伴って，得られた副次的な効果だと思われます。

　家庭での日常生活においても変化が見られ，腕上げの訓練方法を覚えていて自分で進んで動かしていたとのことです。また，這うのがうまくなって，以前は全身を突っ張っていたのが，リラックスして腕のまわりにゆとりが出てきた感じで，這って独りで玩具の所まで行ったりすることが見られるようになりました。更に，歩行器に乗せると，今までは脚を突っ張って後方にしか進まなかったのが，右足が前に出て時計と逆回りに前方へ進んで回ることが見られたとのことです。また，足の緊張も緩み，あまり交差していないようです。これらの変化は，動作訓練で獲得した新しい動作が，着実に生活の中の動作と活動に生かされていることを示しています。

　　　　　　　　　　　　　　　　　　　　　　　　　　　　（宮﨑　昭）

2）自閉の子供

（1）インテーク時の様子

　本児は，知的障害特別支援学校に在籍する高等部1年生の男子です。本児は，小さい時からちょっとした物音が聞こえても，体を固くしてしまったということです。また，警戒心が強く，にぎやかな場面や集団の場面では全身を固くし，うずくまったまま身動きも出来ないといった状態でした。このような状態は，年齢とともに少しずつ改善されてはきています。気持が落ち着いている時は，家族の者と視線を交わしたり，問いかけに対して単語で答えたりはするようになりました。しかし，知らない人への警戒心は相変わらず強く，全身をこわばらせ，目を伏せたり上目づかいで恐る恐るまわりの様子を伺ったりします。そして，不安緊張が強くなると，自分の髪の毛をむしったり，手を強く嚙んだりするのです。

　学校では，担任とは時々目を合わせることがありますが，全く話はしませんし声も出しません。自分から進んで何かをしようということはなくて，教室の移動の時も，担任に後ろから体を押されて動いています。給食の時も，自分から進んでは食べようとはしないで，担任が指示すると，何とか口に食べ物を運びますが，その都度，担任が指示しないと嚙まずに，そのまま口の中に入れているといった状態です。

　あぐら座位の特徴は，腰と背中を丸め，首を後方に引いて顎を突き出した状態です。左の膝が上がって，上体が左に傾いています。立位では，腰が引けて上体が前かがみになっています。歩く時は，体重を踵の方にかけ，膝を伸ばしたまま恐る恐る前に小さく足を出します。両腕は，胸のところに固く抱え込むようにしており，緊張すると両手を固く組み合せ，指いじりをしています。また，口のまわりや喉のあたりの緊張も強いので，よだれを飲み込むことが出来ません。

（2）訓練目標と指導課題

　本児は，もともと不安緊張が強く，身体的にも緊張しやすい傾向にありました。そして，不安に対して体を固くして身を守るという習慣を形成してきたた

めに，心の働きも体の活動性も乏しくなっているものと思われます。そこで，本児の訓練目標は，体の緊張を緩めることによって気持の安定を図り，より柔軟にまわりの働きかけを受け止め，まわりに対しても能動的に係わることが出来るようにすることです。

　訓練は，本児の通っている学校において，5日間の集中訓練形式で行われました。そして，上記の目標を達成するために，次の四つの段階の課題が設定されました。初日と2日目の訓練では，第1段階と第2段階の課題を中心に行い，3日目以降の訓練では，これらの課題を導入として用いて，第3段階と第4段階の課題を中心に行いました。

○第1段階：指導者を受け入れる。
○第2段階：体の緊張を緩める。
○第3段階：体に力を入れる。
○第4段階：姿勢のゆがみを直す。

（3）訓練の経過と訓練の成果

① 第1段階

ア 「間」を共有する

　最初の日，本児は，母親と担任に片方ずつ手をとってもらい，恐る恐る訓練室に入室して来ました。しかし，指導者が，本児に近づいて挨拶をすると，体を固く縮めて後ずさりしてしまいました。母親と担任に促されて，何とか床にすわりますが，横ずわりで上体は指導者を避けるように半身にして，今にも，その場から逃げ出しそうな様子でした。指導者が本児の名前を呼ぶと，ビクッとして母親の背後に横ずわりのまま移動して，不安そうな表情で母親にぴったりと体をくっつけてしまいます。指導者が，ゆっくりと本児に近づこうとしますと，本児は，母親を引っ張るようにして指導者との間に距離をとろうとします。しかし，指導者がその場にじっとしていると，安心したのか母親の背中から顔をのぞかせて，指導者の方をそっと見ます。そこで，指導者は，本児との「間」を縮めないようにして，本児にやさしい口調で呼びかけてみました。そうすると，本児は，次第に安心したような表情になってきました。そこで，指導者は，「こっちへ来ない？」と促してみました。それでも本児が近づいて来ないので，「それじゃ，そこまで先生が行っててもいい？」と，本児に尋ねて，

本児との「間」を徐々に狭めていって，その「間」を共有出来るように援助しました。

　イ　指導者の手を受け止める

　本児との「間」がある程度縮まったところで，指導者の手のひらを母親の手にぴったりと当て，母親の手にフワーッとした感じを体験してもらいました（子供の反応の見方→　70ページ）。母親が，本児に「とっても気持がいいよ」と言いいますと，本児は，自分から指導者に手を差し出しました。そこで，指導者の手を本児の手に当て，「ほら，いい気持になってくるでしょう。手が温かくなるでしょう」と語りかけますと，次第に体の力を緩めて，和らいだ表情になりました。そして，「今度は握手をしようよ」と指導者が言いますと，本児は，指導者の手を握ってきて，自分から母親と離れることが出来るようになりました。

　②　第2段階
　ア　肩の力を緩める

　本児が安心したところで，指導者は本児と一方の手で握手したまま，他方の手を前から本児の肩に当てて緩めます（子供の反応の見方→　70ページ）と，本児は，自分の肩に視線を向けました。そこで，「こっちの肩もやってみない」と，指導者が誘うと，本児は握っていた手を自分の肩にもっていきました。前方から肩に手を当てて緩めたところで，「今度は後ろから先生が手を当ててあげようか」と言って，本児の後方にまわって，指導者の手を本児の両肩に当てました。指導者が後ろにまわった時，本児は一瞬驚いたように体を固くしましたが，肩が緩むにつれて，ニコニコした表情になりました。

　イ　寝かせて腕－肩を緩める

　次に，腕上げ動作（→　42ページ）によって，腕－肩を緩める課題に入りました。指導者が，「それじゃ，今度は寝てみようか」と言って，指導者の胸に本児を抱きかかえるようにしながら，ゆっくりと仰向けにしますと，始めのうちは，頚に力を入れてやや警戒していましたが，次第に自分から力を緩めてきました。まわりで見ていた母親や担任が，本児が他人の前で初めて自分から寝ることが出来たことに感激し，思わず「えらわいねー」と言いながら拍手をしますと，本児はあわてたような表情をして，膝を曲げたり頚を後ろに反らしてしまいました。しかし，股関節に手を当てて，そこを緩めるようにと話しかけ

ますと，スーッと膝を伸ばしました。また，頚にも手を当ててあげると，楽に緩めることが出来ました。

腕上げ動作の訓練では，始めのうちは，腕が90度に近づくにつれて肩をひねっていたのが，「怖いところでもどしていいよ」と言いますと，安心したような表情になりました。本児が，少し肩に力を入れたところで待ってあげ，そこからゆっくりともどしてあげると，今度は，自分で指導者の動きに合わせて腕を真上まで上げることが出来るようになりました。真上まで上げてから，腕をもどす時も，始めは肩をひねるようにしたり，急に力を入れたりしていましたが，次第に自分の腕を見ながらゆっくりともどすようになりました。

このような訓練によって，本児には，ゆったりとした落ち着いた表情が多く見られるようになりました。そして，訓練室では，他の子供が泣いたり騒がしくしても，それほど体を固くしなくなりました。また，本児は，訓練が終わっても指導者の側にすわり，もっと一緒にいたいような表情で，なかなか離れようとしませんでした。しかし，下校バスの時刻が迫っていたため着替えに誘うと，いつもはなかなか自分で取りかかろうとしないのに，「先生も手伝ってあげようか」と言いますと，ニコニコしながら自分から着替えを始めました。その時，「素敵な模様のトレーナーだね」と指導者が言いますと，嬉しそうにしてそれを見せたりしました。母親も担任も，本児の行動を見て，いつもと比べて生き生きして着替えをやっていると感激していました。

③ 第3段階

本児は，腕上げ動作によって，腕－肩の力を緩めることが上手になり，指導者の動きに合わせて，自分でも腕を動かしたりするようになりました。また，時々，指導者の顔を見ながらわざと腕に力を入れたり，反対にもどすような力も入れたりするようになりました。そこで，このような本児の腕の動きを使って，自分で努力して頑張る態度や，相手に対して能動的に働きかけたりする力を高めるために，本児がこのような力を入れた時に，指導者が本児の腕を押し返したりして，本児が更にもっと強く押すように促す援助を行いました。本児は，始めのうちは，指導者が押し返すとすぐに力を抜いてしまいました。しかし，指導者が，「いいぞ，もっと頑張って！」と励ますと，真剣な表情で力を入れるようになり，その時，指導者がわざと負けたようにして力を抜きますと，ニコニコした表情をするようになったのです。そして，訓練の合間には，他の

指導者に対しても，そのような「力比べ」を要求するようになりました。

　訓練におけるこのような変化に伴って，本児は，まわりにいる子供たちや指導者たちをじっくりと見ることが出来るようになり，まわりの子供や指導者が，本児に近づいても体を固くしたり，嫌がって自分の手を噛んだり髪の毛をむしったりするということがなくなりました。昼食の時にも，自分で食べ物を口に運ぶようになりました。

　④　第4段階
　ア　肩を開く

　本児は，訓練を始めた頃と比べると，まわりの状況をかなり柔軟に受け止めることが出来るようになってきました。しかし，新しい課題を求められたり，まわりの状況が騒がしかったりすると，背中を丸めた姿勢をとり，自分のなかにこもってしまいます。そこで，このような姿勢を改善するために，あぐら座位で，腰から背中の固さを緩める訓練を試みました。しかし，本児は，この時，逆に胸を縮めるような力を入れてしまい，訓練がなかなか思うようにいきませんでした。そこで，まず肩を開く訓練（肩の開き動作→ 76ページ）を行いました。そうすると，本児は肩の緩みにつれて首を真っ直ぐに起こしてきました。それとともに，腰や背中も少しずつ伸ばすようになりました。

　イ　腰と背中を伸ばす

　肩を緩めて胸を開くことが出来るようになったところで，あぐら座位で腰から背中をゆっくりと反らしながら緩める訓練と，緩めたところに力を入れて伸ばす訓練（背の反らし動作→　78ページ，腰を起こす動作／1，2→ 84〜87ページ，背伸ばし動作→ 92ページ）を行いました。この訓練で，本児は腰と背中をスーッと伸ばした時，ニコニコした表情になって前方にすわっている母親や担任の顔を見回しました。そして，母親や担任が拍手を送ると，自分も嬉しそうな顔で拍手をするようになりました。また，母親や担任，それに指導者が本児の名前を呼ぶと，嬉しそうな表情でその人の顔をのぞきこむようにしました。

　本児は，このような姿勢の訓練によって，背中を伸ばした状態で椅子にすわっているようになりました。腰や背中を丸くなりかけた時でも，指導者が腰や背中に手を当ててあげると，姿勢のゆがみを自分で直すことが出来るようになりました。また，腰で上体の姿勢を保つことが出来るようになったことによって，首もやや真っ直ぐになり，口のまわりの緊張も少なくなり，よだれを飲み

込むことが出来るようになりました。

(4) **その後の様子**
　担任の報告によると，学校では情緒的に安定しており，担任や他の子供たちと目を合わせたり，時々，質問に対して一語文で答えたりするようになっています。また，給食も自分で食べることが出来るようになってきました。

(今野義孝)

3）多動の子供

（1）インテーク時の様子

　本児は，肢体不自由特別支援学校の小学部3年生の女児です。本児は，自分の思い通りにならないとかんしゃくを起こし，大声を上げながら床の上で体を激しく回転させたり，車椅子に乗っている時は，両手を空中でバタバタ動かしながら車椅子が横に倒れてしまうほどの強さで体を左右に揺らしたり，人に噛みついたりします。また，音に対して過敏で，鈴の音や駅のプラットホームの音などでも，かんしゃくを起こします。寝ている時でも，ドアの音で目を覚ましてしまったりします。

　時々，夜中に目を覚まして，母親に腰や体をさすらせたりすることもあります。体を触られることに対しても過敏で，特に顔や首すじ，足の小指などに触られると，激しいかんしゃくを起こしてします。

　学校では，午前中いっぱいは興奮が強く，担任が本児の腰を持って体を揺すってあげたり，時には本児の好きな風呂に一緒に入って，かんしゃくが治るのを待っています。たいてい午後になると比較的落ち着いてきて，他児に自分から係わろうとしたりします。しかし，気持が落ち着いている時は，指示に従うことが出来，「頭はどこ？」「目はどこ？」などの質問に対しても目で答えます。テレビの子供番組にも関心があり，落ち着いて見ています。また，母親とボールを手で転がしたり，積木を倒して遊んだり，ハーモニカや笛を口に当てて吹いたりして遊ぶことが出来ます。

　動作面では，座位はあぐらかとんびずわりで，移動は寝返りでします。外での移動は，車椅子で介助してもらっています。また，視神経萎縮症のため視力は，0.025と弱く，そのためか物を顔に近づけたり，物を口に入れて確かめるような行動をします。目の前で手をヒラヒラさせる動きも頻繁に見られます。

（2）訓練目標と指導課題

　本児の訓練は，5日間の集中宿泊方式で行われました。初日は，本児の行動や動作の特徴を更に詳しく調べて，訓練目標や指導課題を発見するために探索的な試みが行われました。その結果，情緒面や行動面の特徴として，本児は身

体的に過敏で，緊張や興奮が起こりやすいことが分かりました。一方，このような緊張や興奮は，体を弛緩することによって改善されることも明らかになりました。また，興奮が治ってくると，周囲の状況を受け入れることが出来るということが分かりました。動作面の特徴としては，腰がうまく使えず腕や肩に力を入れて姿勢をとっていること，そのために手が思うように使えず，手を使って自分の好きなことをすることが出来ないことが，情緒的な混乱を引き起こす原因の一つになっていることなどが分かりました。

そこで，本児の訓練では，体の興奮を静めて気持の安定を図ること，姿勢保持動作を形成することによって，外界に対する手の働きを高めるという二つの目標を設定しました。そのための指導課題は，次のとおりです。

①体を緩めて気持を安定させる。
②腕や手の動きをコントロールする。
③安定した姿勢の中で外界に係わる。

（3）訓練の経過と訓練の成果

次に，本児の訓練経過と訓練の成果について述べます。
① 訓練1日目
ア 肩に手を当てて緩める

最初に，本児を仰向けに寝かせ，指導者が本児の両肩を手で優しく包みこむようにして押さえ，「〜ちゃんの肩と先生の手がぴったりするよ」と，言葉をかけながら，緊張を緩める方向に肩を軽く押しました（寝かせ→ 28ページ）。この時，本児は嫌がって大声で泣きながら，何度も指導者に噛みつこうとしました。しかし，本児が少し肩を緩めたところで，指導者が誘導しながら，静かに肩をもどさせることを数回繰り返すうちに，本児は，一瞬キョトンとした表情をし，次第に表情が和らぎ，泣きもおさまりました。

イ 腕上げ動作で腕−肩を緩める

次に，腕上げ動作（寝る−腕上げ動作→ 42ページ）によって，腕−肩を緩める訓練を行いました。始めのうち，本児は90度あたりで肘を軽く曲げたり戸惑いの表情を示し，腕や肩をやや固くしました。そこで，指導者が，本児の肩に手を当てて，「ここをスーッとしようね」と言葉をかけると，スーッと肩を緩めることが出来ました。135度から180度までは，肩や脇の下をくすぐったがり

固くしましたが，この時も指導者がそれらの部位に手を当て，「ここをスーッだよ」と言葉をかけると，本児は緩めることが出来ました。そして，本児は，落ち着いた表情で指導者の顔をじっと見つめていました。更に，数回腕上げ動作を行ううちに，本児は，自分の手にも注目するようになりました。

その後，本児は，表情が穏やかになり，安心したような表情で周囲を見回したり，ニッコリと笑ったりするようになり，指導者とも，よく目が合うようになりました。そして，本児は興奮しかけても，指導者に対して，自分から腕を差し出して腕上げ動作を要求し，興奮を静めるようになったのです。

② 訓練2日目

ア 腕上げ動作で指導者と係わる

本児は，いつもならば顔に触られただけで非常に興奮するのに，他の指導者が頚すじに触れてもニコニコしています。指導者が，本児を背後から抱きかかえても嫌がらなくなりました。

腕上げ動作の訓練では，指導者の動きに合わせてゆっくりと腕－肩を緩めるようになりました。途中で肘や肩に力が入っても，指導者が手を当てて「ここスーッだよ」と言うと，すぐに緩めるようになりました。また，90度では，右肩を何度もクックッと突き上げるように動かしながら，指導者に働きかけてくるようになりました。その動きに対して，指導者が力を加えたり動かしてあげると，本児はニコニコした表情で，指導者に積極的な働きかけてくるようになりました。

イ 身体への注意を拡大する

膝の裏，ふくらはぎ，足首の順に，「痛いところ」を，指導者が触って指示すると，本児はその都度ハッとしたような表情で緩めます。時々，甘えたような泣き声を上げますが，すぐに泣きやみます。膝の裏やふくらはぎを指導者が指さして，指導者が「ここ？」と尋ねると，本児は「違う」といった表情で反応します。次に，別の所を指示すると，少し考えているような表情をします。そこで，更に別の所を指示すると，今度は，「うん」と首を縦に振るように動かし，力をスーッと緩めました。

訓練終了の挨拶の時，自分から指導者に手を差し伸べて挨拶をしました。食事中は落ち着いており，これまで全く口にしなかった生玉子を初めて食べました。和式の便器にも，抵抗なくすわって排尿するようになりました。昼寝の時

は，大勢の子供たちの中でおとなしくしていました。

③　3日目の訓練

ア　あぐらで背中を緩める

指導者が，あぐらをとらせると，本児はちょっと怒りだしましたが，指導者の手を本児の両肩に当ててあげると，間もなく怒りを静めました。その時，本児の背中と指導者の体とがピターッとくっついてきます。その後，背中の弛緩と入力の練習を行いました。その時，本児は，自分の背中が気持よく緩む感じを「味わっている」ような不思議そうな表情をして，自分から背中をスーッと伸ばしました。

イ　腰に力を入れて起こす

あぐら座位で腰を真っ直ぐ起こす訓練（腰を起こす動作／1，2→　84～87ページ）を行いましたが，本児の腰は，固くてなかなか緩みが感じられませんでした。そのうえ，本児も戸惑い気味でした。そこで，あぐら座位で上体を左右に倒して，体側部を緩める訓練に切り替えました。そうしますと，本児は，腰から体側の所に緩みの感じをつかむことが出来て，腰を起こす訓練でも，少しずつ緩めて，腰を起こすことが出来るようになりました。

訓練後は，椅子にすわっている時，腰と背中をやや真っ直ぐの姿勢をとることが出来るようになり，食事の時に，母親が食べ物をフォークに刺して本児の目の前に差し出すと，フォークを見ながら手を伸ばして握るようになりました。また，目の前で手のヒラヒラさせる行動が減少しました。

④　4日目の訓練

ア　膝立ちで腰を使う

あぐら座位では，まだ十分に腰を起こすことは出来ませんが，指導者が後ろから腰を少し押してあげると，スーッと腰と背中を伸ばすようになりました。そこで，もっとはっきりと腰を使う感じをつかませるために，膝立ちの訓練（膝立ち動作→　138ページ）を行いました。この訓練で，本児は，時々，指導者の援助に合わせて腰に力を入れて伸ばしてくるようになりました。そして，少しの間ではありますが，自分でその姿勢を保つようになりました。

イ　足の裏で踏みしめる

足の裏で踏みしめる感じをつかませるために，台の上に本児をすわらせ，指導者が背後から上体を補助し，左右の膝をそれぞれ下に押すようにして足の裏

を踏みしめさせます。本児は，足の裏でしっかりと踏みしめた時，自分から腰を起こすようになりました。

この日の訓練では，体を揺らすことが全く見られませんでした。足の小指に触られても，かんしゃくを起こさなくなりました。昼寝の時間は，最後の15分ぐらい眠りました。集団の中で眠ったのは，これが初めてです。起床後の気分も，すっきりしていました。集団活動の散歩では，車椅子に乗っても落ち着いており，上体の揺れも全くありませんでした。浜辺に行っても，これまでのように，指導者の腕をすり抜けて砂に接近して，砂を顔にこすりつけたり口にもっていったりはしません。本児は，指導者に抱かれてあぐら座位で，ニコニコした表情で，すいか割りの方に目を向けていました。

⑤ 5日目の訓練

ア 膝立ちで姿勢を保つ

膝立ちの訓練では，自分で膝や股関節を伸ばすようになりました。そして，本児の肩を指導者が軽く補助するだけで，少しの間その姿勢を保つようになりました。

イ 両足で踏みしめて立つ

足の裏を床に踏みしめるように補助をし，指導者が腰を支えて立位をとらせる訓練（立位動作→ 144ページ）をすると，本児は，自分から足を踏みしめて腰に力を入れてくるようになりました。

このような訓練によって，本児は，自分で腰から背中に力を入れて起こすようになり，あぐらですわっていることが多くなりました。食事の時も，腰を起こして椅子にすわっており，指導者が，本児の口にスプーンを近づけて呼びかけると，手を伸ばしてスプーンをつかみ，自分で口に持っていくようになりました。また，上体を支えてあげなくても，トイレチェアーに自分でつかまって，用便が出来るようになりました。その他，コップで水を飲ませる時，これまでは唇に触られると嫌がって吹き出していましたが，上と下の唇を指導者が指で挟んでも嫌がらなくなり，唇を下唇につけるように動かして水を飲むようになりました。

（4） その後の様子

本児は，その後も定期的に訓練を受けており，情緒的な興奮はほとんど見ら

れなくなっています。動作の面では，座位姿勢が安定してきており，すわった姿勢で，指導者とボール転がしを楽しんだりするようになりました。また，手押し車につかまって，自分で移動することも出来るようになりました。

(今野義孝)

4) 知的障害の子供

(1) 訓練前の動作に関する状況
　本児は，12歳の男子です。歩行は出来ますが，階段を登る時には，右手で手すりにつかまらないと登れません。学校では，手すりにつかまらずに，階段が昇れるように練習を繰り返しましたが，昇れるようにはなりませんでした。また，本のページをめくったり，ボタンのはめはずしが上手に出来ず，これらの練習も繰り返し行っていますが，なかなか上達しません。
　教室では，自分の好むことはしますが，自分の気にいらないことをするように指示された場合には，その指示には従いません。その上，多動傾向も見られます。
　指導は，5日間の集中訓練によって，午前と午後，各1セッション（1時間半）の訓練を行いました。

(2) 指導経過
　① 楽座位（両足裏を合わせた座位姿勢）
　腰が後傾し，背が丸まり，猫背で顎を突き出しています。腰の後傾が極めて強いため，訓練期間中，常に腰を起こす訓練（腰を起こす動作／1→ 84ページ）を行いました。初日は，ほとんど緩まないという状況でした。知恵遅れの子供は，脳性まひの子供に比べ訓練への乗りが悪くて，無理をすると訓練拒否を起こすので，ゆっくりと係わらなくてはならず，訓練効果の表われ方の遅いのが普通です。本児も，その傾向が顕著でした。
　2日目になっても，軀幹部の訓練に入れるまでに腰を起こせず，このままでは軀幹部の訓練はうまく出来ないので，午後からは椅子に腰をかけさせて，軀幹部の訓練を行いました。
　胸と頚すじを伸ばす訓練（背・頚の伸ばし動作→ 80ページ）で，最初は，顔に指導者の手が触れるのを嫌がるので，やむをえず頭はそのままで，胸を伸ばすこと（胸伸ばし動作→ 90ページ）を目ざしました。胸を反らした場合の緊張が強く，がちんと引っかかる感じが強いようでした。そこで，引っかかった所で少し待ち，それから少し元にもどすように緩めたところ楽そうな顔をしたの

で，その手続きを繰り返しました。この手続きを数回繰り返した後に，指導者と一緒に胸を伸ばすように指示して，その動作を行いました。胸の伸ばしとともに腰を反らすので，腰の反らしを押さえるようにしました。

3日目から，顔に手を触れても訓練をするようになりましたので，胸と頚を伸ばす訓練を行いました。頚を伸ばすのは難しく，どうしても顎を上げる動きが現われてしまいました。5日間で，胸と頚とを伸ばす動作は完全にはなりませんでしたが，最初に比べると上手になりました。

楽座で腰を起こすことは，4日目から，どうにか出来るようになりましたので，それからは，楽座で軀幹を伸ばす訓練（背伸ばし動作→ 92ページ）を行いました。

② 膝立ち

膝立ちは出来ますが，腰が左に引けます。手で押して腰をいれさせようとしても緊張が強く，また抵抗も強く感じられました。膝立ちで腰をいれる練習（腰をいれる動作／1→ 134ページ）は，訓練の全期間を通して行いました。腰をきちんといれることは出来ませんが，腰の左右への移動は，それなりに出来るようになりました。また，腰をやや引いたり前に出すことは，4日目から出来るようになりました。

③立　位

出尻で腰を反らせ，膝をやや曲げています。立位で前傾させようとすると，右足を前に出してしまい，この姿勢がとれません。3日目から立位での踏みしめの訓練（脚を折る動作→ 146ページ）を開始しました。腰を起こすために腰を補助しながら立たせようとすると，足を前に出したりすわり込んでしまいます。そこで，指導者は，子供の足を十分に押さえながら腰を起こすような補助をし，立たせることを試みました。

最初は，尻を引き，膝を曲げようとする力が大変強くありました。しかし，4日目には，この不適当な緊張（不当緊張→ 23ページ）は減少し，尻を少し引いたままではありますが，脚の補助を外しても立っていられるようになりました。

左右への重心の移動訓練（重心の左右移動動作→ 98ページ）を行いました。左には乗りやすいので，右脚に乗る訓練を重点的に行いました。腰が右脚に乗らず，乗せようとすると足を前に出してしまいました。しかし，この訓練も不

十分ながら，次第に出来るようになりました。

　④　指

　右手の親指を動かそうとすると，人差指にそろえるように動かしてしまい，「つまみ」が出来ないことが分かりました。そこで，母指丘をつぼませ，親指を小指の方向に動かす訓練を行いました。この動作の習得は，割合に速く行われ，約15分間で基本的な動きを獲得しました。

（3）結　果

　指の動作では，親指の動きのレパートリーが増し，つまみが出来るようになり，したがって，ボタンのはめはずしが出来るようになりました。また，身体全体を伸ばす動作がそれなりに可能となり，股や膝を完全に伸ばすことは出来ないものの，立位前傾が出来るようになりました。このことは，この子供なりに体を伸ばし，踏みしめが出来るようになったことを意味します。

　これに加えて，重心の左右への移動，特に右脚への移動が出来るようになりましたので，手すりにつかまらずに階段の昇降が可能になりました。

　知恵遅れの子供は，一見，立ったり歩いたり出来るので，脳性まひの子供のような動作の不自由はないと見られがちです。そのために，最初から目的行動の練習が行われ，結局，本児のように，目的動作の習得が出来ない例が相当にあるようです。彼らは，この例のように基本的な動作が出来ないために，目的動作が出来ないのですから，多くの子供にとって，動作法に基づく指導が必要になるのです。

　本児は，行動様式にも変化が見られ，行動に落ち着きが生じ，指導者の指示に対して反応出来るようになりました。

（星野公夫）

5）重複障害の子供

　ここでは，自立活動の時間に１年間指導した事例を取り上げて，重複障害の子供の具体的な訓練の展開の仕方について述べます。

（１）これまでの学習経過
　特別支援学校において，自立活動の時間に動作訓練（動作訓練と自立活動→12ページ）を実施する時には，これまでの学習経過を踏まえて，自立活動の指導目標を設定する必要があります。とりわけ，重複障害の子供の場合には，単に運動・動作面の問題だけを取り上げるだけでなく，人や物との係わりの面の発展にもつながるような目標の設定が必要とされる場合が多く見られます。

　ここで取り上げる事例は，肢体不自由児施設併設特別支援学校の中学部３年の女子Ｅさんです。彼女は，知的障害，てんかん，運動障害と診断されています。なお，母親は，入学時の書類に，「脳性まひによる体幹機能障害」と病名を記載しています。

　小学校の時は独り歩きも出来ていて，知的障害特別支援学校に通っていたということです。しかし，次第に歩行が出来なくなり，中学部１年から歩行訓練のために肢体不自由児施設に入所しました。こうして，施設併設の特別支援学校中学部１年に入学しました。施設の方では，手を引いて沢山歩かせることをねらいとした理学療法が行われています。なお，整形外科的な手術は行われませんでした。

　中学部１年，２年と，施設での治療的働きかけと，学校における動作を中心とした自立活動の時間の指導が行われました。それに伴い，一時期は独り歩きが出来るようにもなりました。しかし，冬になって風邪をひいては発熱し，外出をひかえたりすると，再び歩けなくなってしまうという経過をたどってきました。

　知的な能力は，遠城寺式乳幼児分析的発達検査の結果，６か月から１歳のレベルでした。食事は，なんとかスプーンで食べます。排泄は，教えずおむつをしています。名前を呼ぶと返事の声を出すことがありますが，発声は「アー，ウー」ぐらいで言葉らしいものは見られません。握手を求めると，気が向いた

時には手を出して笑いますが，気が向かなければ反応しません（図1）。ボールを投げることは続けてやりますが，他の玩具や本には興味を示さず，教師が誘っても，嫌がって怒りだしてしまいます。教室の絨毯の上に乗せておくと，背中を丸めてゴロンと寝ころがったままで，手を手首あたりまで口に入れてむせてもやめないような状態が見られました。

　動作面では，補助すれば立位も歩行もなんとか出来ます（図2）。しかし，首をすくめて肩を上げ背中を丸めている状態です。膝も曲げたままで伸ばし切れず，踵も浮き気味になっています。また，腕と手にも強い力を入れ，手を離すとそのままの姿勢で後ろに倒れてしまい，膝や腰，体，腕などを柔軟に使うことが出来ません。そのために，過去に何度か転んで怪我をしています。あぐら座位はなんとか保持できます（図1）が，この頸から肩，背中を丸める緊張が，立位にくらべはっきりとみとめられます。腕は，寝た姿勢でも上まで上げることが出来ず，上げようとすると声を上げて抵抗します。

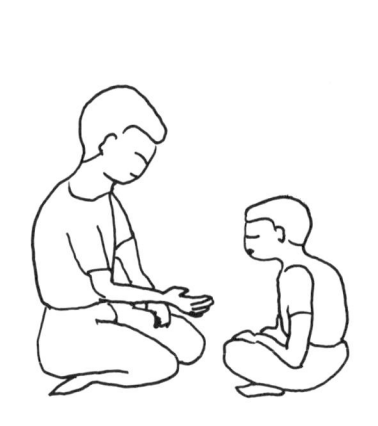

図1　あぐら座位の状態
　　　（手を出しても応じない）

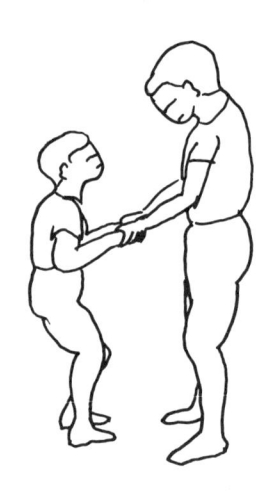

図2　立位の状態

（2）訓練目標の立て方

　自立活動の指導として，動作訓練を実施する場合には，まず所属する学級の目標や学級における子供の個別指導目標，及び他の授業との関連などを踏まえて，目標を設定しなければなりません。

　本事例は，自立活動を主とする教育課程によって指導しています。本事例のEさんの所属する学級の目標及びEさんの個別目標は，次のような内容でした。

　① 学級目標
　　〇心身の活性化と生き生きした生活
　　〇健康の維持と衛生的な生活
　　　＊情緒の安定とうるおい。集中力，持続力の向上
　　　＊より積極的な対人関係の育成
　　　＊指示に従って行動しようとする態度の育成
　　　＊生活様式の幅を広げ，興味，関心の対象の幅を広げる
　　　＊身体各部位の動作の改善向上。より活発な行動発達と様式
　　　＊トイレ，摂食
　　　＊学級行事，学校行事や集会，生徒会，委員会等の様々な集団活動に無理なく楽しく参加する。
　② 個別目標（Eさん）
　　〇情緒の安定と友人関係
　　〇集中力，持続力と指示性
　　〇興味，関心の対象の幅を広げる
　　〇身体各部位の動作の改善と向上－より活発な行動と様式
　　〇生活様式，歩行能力の改善と向上
　　〇楽しく学習に参加

　このような学級の目標との関連から，週に4時間ある自立活動の時間の指導では，Eさんの歩行能力と物の操作や興味の対象を広げることに関わる動作面の改善をねらって，次のような目標を立てました。

　③ 自立活動の時間の目標
　　〇立位・歩行の基礎となる軀幹部，肩，腰，脚などの肢体の基本動作の改善を図る。

○物の操作などの基礎となる腕や手などの肢体の基本動作の改善を図る。

（3）訓練課題の設定の仕方

　目標に従って，Eさんの立位・歩行動作と腕や手の動作の状況をよく観察してみました。また，そのような観察から，困難が予想される身体部位の動作について調べてみました。

　図3は，こうして観察されたEさんの訓練課題について，相互の関連を図って図示したものです。これを見ると，次のような問題点があることが分かります。

　指示に応じることや自分から人に係わることが少なく，訓練場面でも嫌がって抵抗します。このような訓練抵抗と人との係わりの困難さは，肩，頸，背中といった軀幹部を丸める緊張を強めていくように思われました。

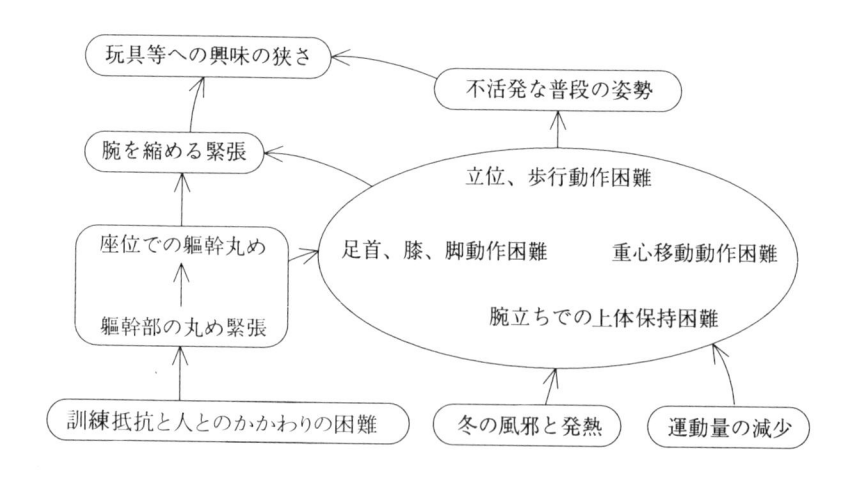

図3　重複障害の生徒Eさんの課題関連図

一方，冬になると風邪をひいては発熱し，運動量も少なくなって，それまでの立位・歩行動作が崩れています。このような立位・歩行動作の崩れには，軀幹部を丸める緊張が大きく関わっていました。すなわち，膝立ちで腰が引けて上体保持動作が困難になり，そのために膝立ちや立位での左右重心移動動作が出来ません。加えて，立位で膝が伸びず踵が浮き気味になるために，よけい立位・歩行動作が安定しませんでした。

　このような軀幹部を丸める緊張と立位・歩行動作の崩れは，ますます腕を曲げて縮める緊張を助長し，腕上げ動作で上まで上げることが困難になっていました。また，普段から背中を丸めて寝ている不活発な姿勢が多いのも，このような立位・歩行動作の崩れによるものと考えられます。

　Eさんがボール以外の玩具や本には興味がなかなか広がっていかないのは，このような不活発な普段の姿勢と，腕を縮める緊張によって手が使いにくいこととが関係しているものと思われました。

（4）訓練計画の立て方

　訓練課題の検討結果から，自立活動の時間の中で取り上げるべき動作課題（→ 133ページ）を考えますと，まず何よりも身体各部位の弛緩動作訓練（→ 221ページ）を行いながら，訓練に対する抵抗と人への係わりの困難を改善して，訓練への取り組みをよくすることが急務でした。これは，図3の課題関連図を見ると，訓練を進めていく上で基礎課題となっていることが分かります。具体的には，以下のような訓練が上げられます。

　○軀幹ひねり動作（寝る姿勢→　40ページ）
　○軀幹ひねり動作（すわる姿勢→　88ページ）
　○背の反らし動作（→　78ページ）
　○肩の開き動作（→　76ページ）
　○背・頚の伸ばし動作（→　80ページ）
　○腕上げ動作（寝る姿勢→　42ページ）

　次には，立位歩行動作の基礎づくりと腕動作の改善が重要になります。これらの訓練には，座位での軀幹動作とともに膝立ちでの上体保持動作や重心移動動作，立位での脚の使い方と立位動作，並びに腕上げ動作が含まれ，本事例の訓練目標に直結する中心課題となります。具体的には，次のような訓練が上げ

られます。
　○肩の開き動作（→　76ページ）
　○背・頚の伸ばし動作（→　80ページ）
　○腰をいれる動作／1，2（→　134～137ページ）
　○上体の前後移動動作（→　142ページ）
　○立位動作（→　144ページ）
　○腕上げ動作（すわる姿勢→　102ページ）

　このような立位・歩行動作の基礎づくりに続いては，自分で上体を保持して立位・歩行動作を行い，不活発な普段の姿勢を変えていくとともに，意図的に腕を動かして玩具を扱ったり，玩具に注意を向けやすい条件を整えていくことが重要になります。これらは，立位歩行の基礎づくりが出来てきた後に，考慮される発展的な課題として位置づけられます。具体的には，次のような訓練が上げられます。
　○腰を起こす動作／1（→　84ページ）
　○腰を起こす動作／2（→　86ページ）
　○姿勢保持動作（→　100ページ）
　○膝立ち動作（補助あり→　138ページ）
　○上体の前後移動動作（→　142ページ）
　○重心の左右移動動作（→　152ページ）
　○ゆっくり歩行動作（補助あり→　168ページ）

　以上のような訓練内容について，1年間にわたる自立活動の時間の指導では，次のような指導が行われました。
　まず1学期は，基礎課題の訓練を中心に，軀幹部と腕の部位を取り上げて，Eさんが動作体験を深めやすい部位を探しながら，ゆっくりと弛緩動作訓練を行いました。また，合わせて将来は立位・歩行動作の改善へとつなげることを意図して，中心課題の一部として膝立ちや立位での腰の弛緩動作も試みました。
　このようにして，次第に訓練抵抗が少なくなって，肩と背中並びに軀幹部の弛緩動作が上達してきました。そこで，2学期には，軀幹部と腕上げ動作は続けながらも，膝立ちや立位で腰をいれる動作の訓練に時間をかけて実施し，中心課題である立位・歩行動作の基礎づくりを目ざしました。
　これらの2学期の訓練を通じて，立位動作に改善が見られました。そこで，

3学期には，これまでの訓練を一部続けながらも，座位での軀幹部の使い方をいっそう改善するとともに，膝立ちや立位での重心移動動作並びに歩行動作などの発展課題を行うようにしました。

 なお，重複障害の子供の場合には，発作や体調により，必ずしもこのように順調に課題を発展させることが出来ない場合があります。そのため，あらかじめ，きちんとした計画を立てておくことが出来ない場合も多く見られます。そこで，大まかな訓練の流れを組み立てておきながらも，指導経過に応じて，基礎課題にもどったり，発展課題へと展開させたりする指導計画の柔軟性が必要とされます。

 (5) 訓練の成果

 本事例では，1学期の訓練を通じて，軀幹部と腕の動作で訓練に対する抵抗が少なくなって，それらの部位の弛緩動作が上達してきました。更に，2学期には，膝立ちと立位での上体保持と重心移動動作が改善しました。

 その時に，動作の改善に伴って，動物や本や紙破りに自分から係わるなどのように，Eさんの物への係わり方が変わってきました。また，手を教師の顔や手に触れてその感触を楽しんだり，手を支えられて歩く時に自分から行きたい所を要求したりする，能動的な対人関係の発展も見られました。これは，立位・歩行動作の改善によって身体軸が明確になるとともに，重複障害の子供の行動が，発展課題としての物の操作活動や対人関係の発展へと広がったことを示しています。

 また，2学期の立位動作の改善に引き続いて，日常生活でも支え歩きが上手になり，手を引いて階段を昇り降り出来るようになりました。更には，それまで嫌がっていた寝返りの運動も嫌がらなくなり，自分から動こうとし始めました。そして，先生と体をギッタンバッタンして喜んだり，ブランコに乗り自分で拍手をして喜ぶという場面も見られました。このような変化は，まさに発展課題としての不活発な普段の姿勢を変える結果ともなっています。

 このようにして，自立活動を中心とする教育課程において，重複障害の子供一人一人の体調などを踏まえた学習の速度に絶えず配慮しながら，動作訓練を核として，子供の様々な活動を発展させていくことが出来ました。

(宮﨑　昭)

6）ぜんそくの子供

（1）ぜんそくの子供に対する心理指導
　ぜんそくの子供に対して心理指導を試みる場合が，よくあります。確かに，ぜんそくには心理的な要因があると言われ，心理指導の効果が認められることも少なくはありません。しかし，心理指導では，病気としてのぜんそくに，直接対応して，それ自体を改善しているわけではないことに注意をして下さい。
　特別な心理的な方法としては，催眠療法などを利用して，喘鳴の発現を自己コントロールさせる練習があります。発作の出そうになるところを，自己弛緩を媒介として呼吸を整え，自分の力で抑制する訓練が，かなり効果的である場合も見られます。しかし，この方法も，発作に関係する内科的・身体的な問題を解決して治療しているのではありません。媒介として利用している，自己弛緩が，腹式呼吸を行いやすくして，喘鳴の発生した段階で，それに関係する身体的条件を整える結果，発作そのものに発展するのを抑制することが出来るという仕組みを利用しています。
　当然のことですが，催眠療法でも，まだ発作の内科的な根拠が明確に存在して，それが発作を引き起こしている段階では，訓練の効果が十分には現われません。ぜんそく発作には，それまで発作を引き起こしている段階で，発作と発作を起こしているときの特定の条件が結合して，条件付けされてしまうような経過があると考えられます。その結果として，内科的な問題がほとんど片づいてしまった後も，特定の条件が引金になって発作が引き起こされるという，行動化した発作があると考えてよいでしょう。この段階の発作に対して，催眠療法によって顕著な効果が上げられます。この時も，発作そのものが起きてしまったら，それを抑制することは困難です。したがって，催眠中の自己コントロールの練習では，ぜんそく発作の前段階としての喘鳴が起きかけたところで，自己弛緩を導入するという，導入のタイミングの取り方が成否を分けます。
　催眠面接による方法の他に，動作法による弛緩を利用する方法はどうかと試みたところ，これもかなりな効果を上げることが出来ました。動作法による場合には，自己弛緩によって，呼吸に関係する頸・肩まわりや軀幹の動作を整える意味もありますが，もっと積極的に，身体への気づきを高めたり，身体の操

作能力の向上を図ることが，発作の起きやすい身体の条件をチェックし，日常的に，それをコントロールする条件として働くようにならないだろうかと考えたわけです。

（2）事例の概要

5歳の男子，自閉症と診断されて，障害児の保育園に通園して，指導を受けていました。幼時からぜんそくがあり，通院中でしたが，なかなか治らないので，入院を考えたところ，自閉症のために無理だと言われていました。たしかに，人とのコンタクトがとれず，指示はとおりません。名前を呼んでも目も合わせず，返事もしませんし，立ち止まることもありません。かなりひどい多動行動もあり，時々はすわってぼんやりしていますが，部屋中を駆け回っています。つかまえるとパニックを起こして，大声をあげたり暴れたりします。こんな状態なので，せっかく病院に行っても，診察をほとんど行えないという状態でした。特に，聴診器を肌に当てるとパニックを起こし，わめき始めて，押さえている手を振り切って逃げてしまいます。

（3）動作法の適用経過とぜんそくの状態

① 肩押さえから

多くの自閉症児の場合にあることですが，まず，体を押さえて，訓練のセッティングをした時のパニックになってしまう状態を，子供が自分で抑制できるようになる必要があります。

第1回目の訓練では，肩を押さえて，興奮の起き始めを捉え，肩が上がってくるのを，手で受け止めては軽く押し返して待ち，体の動きを介して援助しながら，本人に立ち上がるのを我慢をさせる練習（肩押さえ→ 74ページ）から入りました。1回につき，約8分程度の肩押さえを2回やったところで，自分から，横になった状態をとって，指導者が手を放すまでは，起き上がらずにじっとしていられるまでになりました。

② 動作法の種類

入院が可能なように，自閉症による行動の改善が出来ればということが，親の希望でした。その目的に沿うよう，腕上げ動作（→ 42ページ），片足踏みしめ動作（→ 150ページ），軀幹ひねり動作（→ 40ページ）などの動作法を適用

することにしました。これに，ぜんそくの対策も含めることにして，背の反らし動作（→ 78ページ）や肩の開き動作（→ 76ページ）などの，自己弛緩を意図した技法も加えることにしました。

③ 訓練に対する反応（自閉の行動）

週に1回，約1時間の割合で訓練を始めました。初めは，片足踏みしめをやらせても，膝を折ってしまったり，腕上げでも，腕を立てた位置で，突き出し方向の強い緊張がありました。片足踏みしめ動作は，訓練5回目から練習をすることが可能になりました。これに対して，腕上げ動作は，1回目の訓練の終わり頃から少しずつ緩められるようになりました。2回目の訓練に来談した頃から，家の中での動き回りが少なくなり，名前を呼ぶと振り返るようになったこと，3回目の訓練に来たときには，この間に診察を受けに一回病院に行って診察を受けられたこと，聴診器を当てられた時，声を出して聴診器をつかみ，体を縮めはしたが，そこまでで暴れることなく我慢をしていられたことなど，幾つかの効果があったことの報告がありました。

始めて1月半たつ頃から，無意味な動き回りはほとんどなくなって，母親の側に来て寄りかかったり，ちゃんと母親の顔を見ながら抱きつくなどの，甘える行動も出てきました。転んだりした時も，擦りむいたところを，「痛い」と言って，母親に見せに来るなどのように，体の感覚を訴える行動も出現していました。3か月頃から，同じ年齢の子供たちへの注目も始まって，時には仲間の後を追うようにもなりました。

このように，毎週のように，行動が変わってきたという報告が母親からあって，開始後10か月たつ頃には，簡単な三語文程度の自発的な会話が出来るようになったり，保育園でも，みんなと一緒に，簡単な模倣を含んだ遊戯なども出来るまでに変化しました。

④ ぜんそくの変化

1回目の訓練では，肩の開き方向と，上体を少し後に反らせる方向に緩めさせる動作とを，併せて実施しました。初めは，腕上げの練習で寝た姿勢をとっていましたが，その姿勢からすわった姿勢に変わったときに，肩に当てた指導者の手を振りほどくように，上体をひねったり，手で払ってきました。そこで，肩の開きの練習と肩押さえの練習を，同時に兼ねるようにして行っていると，間もなく，これらの行動は収まりました。背筋を伸ばした姿勢より，わずかに

後ろに反るところまで緩めた位置で，更に肩を開く方向に緩めるように引いていきました。きつくなると体を振ったりして，なかなか緩めませんでしたが，そのまま暫く待つうちに，なんとか緩めることが出来ました。3回ほど練習をして，かなり緩められるようになったところで，5分ほど休憩をとってから，上体の反らしを入れて，頚・肩回りから，軀幹部の上部にかけての反らし方向の緩みの練習に切り替えました。何回か声を上げて，肩や上体を引きもどそうとする動きがありましたが，少し待つだけで，これは比較的楽に緩めることが出来ました。この後，また，肩の開きの練習にもどりましたが，初めの練習よりも，速く，楽に，あまり逃げもせずに，十分緩めることが出来ました。これを3回練習して，1回目は終わりにしました。

　2回目の訓練にきたとき，母親から，喉のゼイゼイいうのが少なくなったような気がするとの報告がありました。確かに，前回よりも息が静かになっていました。この回も前回と同じように，肩押さえから始まる訓練をしました。今回は，更に，実際に聴診器を当てて，声を上げてパニックを起こしそうになるところを，肩で押さえて我慢をする練習も加えてみました。5回，聴診器を当てては肩押さえで我慢をする練習をしたところで，聴診器が胸に当てられても，パニックを起こさなくなりました。胸に当てられた聴診器を見ながら，自分の手でそれに触ったり押さえたりはしますが，そのまま静かにしていられるように，変わりました。

　開始後，1か月たった段階で，発作は，それまで月に平均3回はあったものが，まったく起きていない，喉がゼイゼイいうのも無くなっているという報告がありました。訓練には2年間通いましたが，この間，1回だけ発作を起こして，病院に駆けつけましたが，以前のように救急車で急いで行くほどのひどい発作ではなかったとのことでした。医師の見るところも，このまま経過すれば入院しないでも大丈夫ではないかと，状態はかなり好転しているという判断でした。

(4) 考　察

　この事例では，医師は，まだ内科的に発作を起こす根拠があると言っていましたが，毎晩発作を起こすような重度のぜんそくではなかったことも，効果が速やかに見られた理由であると考えます。しかし，効果の出方をみると，かな

り呼吸のコントロールも好転し，また，痛みを訴えるようになったなど，体そのものへの注意も十分になったことが，効果の要因になったと考えます。

（大野清志）

7）スポーツ選手の心身の改善

ここでは，大学4年に在学する21歳男子のやり投げ選手に，動作訓練を適用した事例を紹介いたします。

(1) 問題となった状況

肩の異常緊張が強く，そのうえ胸をつぼめるような緊張もあり，投げる時に「ため」が不足して，手投げ気味になってしまうという理由で，筆者に相談に来ました。

試合では，3年生の前半に，71メートル前後投げましたが，その後記録は低下しています。練習の時には，70メートルは投げられますが，試合になりますと上がってしまい，肩や腕に力が入り過ぎてうまく投げられないとのことです。コーチからは，「力を入れなければ勝てる」と常に言われており，自分もそう思っているのですが，試合になり，さあやろうとすると力が入り過ぎて駄目になってしまうというのです。

(2) 訓練計画
① 訓練のねらい

この選手は，肩や胸の異常緊張を緩められないという身体の自己コントロールの側面と，試合になると上がってしまい，うまく力を出せないという心理的な側面との二つの問題をもっています。

しかし，動作法による立場からは，身体の自己コントロールをとおして心の自己コントロールがなされると考えるので，本選手への基本的な係わり方は，立位姿勢をとることと重心移動及び競技の妨害要因となる肩や軀幹部の緊張の弛緩等を練習し，身体の自己コントロール能力の向上を図ることを中心としました。訓練日程を立てる際に，本人の主目標となる試合に間に合うようにしました。

なお，ここでは，訓練技法について詳細に述べるのではなく，訓練目的に応じた技法の組み合わせ方を中心とします。

② 訓練日程
○第1セッション（4月中旬）………腰を起こす動作／1，肩の開き動作や軀幹ひねり動作などの肩と軀幹部の弛緩動作訓練
○第2セッション（4月下旬）………同上及び立つ姿勢での各動作訓練
○第3セッション（5月上旬）………立つ姿勢での各動作訓練
○第4セッション（5月中旬）………同上
○試　合（5月下旬）

(3) 訓練経過
① 第1セッション
　訓練前の状態は，楽座で，腰回りの緊張のために腰が後傾してしまいます。そのために，背が丸くなり，頸すじを縮め，顎を突き出した姿勢をとります。必然的に，肩にも不必要な緊張が存在します（図1）。

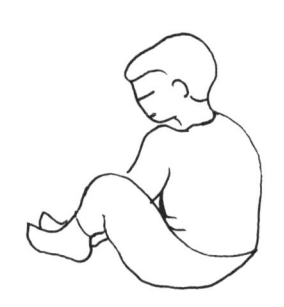

図1　腰後傾の悪い楽座姿勢　　　図2　腰前傾の悪い立位姿勢

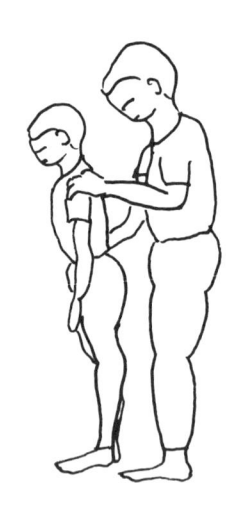

立位姿勢では，腰が前傾しているために尻をやや突き出しがちで，膝も突っ張り気味になっています。重心の前後移動では，右脚を前にした場合に足首を突っ張ってしまいます（図2）。

　軀幹部の緊張はきわめて強く，軀幹のひねりでは肩が床に着きません。腕を後ろに引こうとしても，がちっとした固い緊張があり，腕が開きません。この肩と軀幹の緊張では，投げる際のためが出来にくいのは当然です。

　訓練では，次のような内容を行いました。

○軀幹ひねり動作（→　40ページ）……軀幹の緊張に左右差があり，特に右側を上にした際に，腰から肩甲部にかけての緊張が強く見られます。本人も，軀幹部に引っかかりを感ずると言います。約10分間行ってみましたが，完全な弛緩は得られませんでした。

○肩の開き動作（→　76ページ）……座位で，腕を後ろに開く方向に援助して行いました。左右ともに，この弛緩は割合簡単に得られました。

○腰を起こす動作／1，2（→　84～87ページ）……楽座で腰を後傾させる緊張は極めて強く，第1セッションでは完全には腰が起きませんでした（図3）。腰が十分に起きないと，上体を伸ばす訓練は出来ないので，次善の策としてあぐら座をとらせ，その肢位で胸と頚すじとを起こす練習を行いました（図4）。

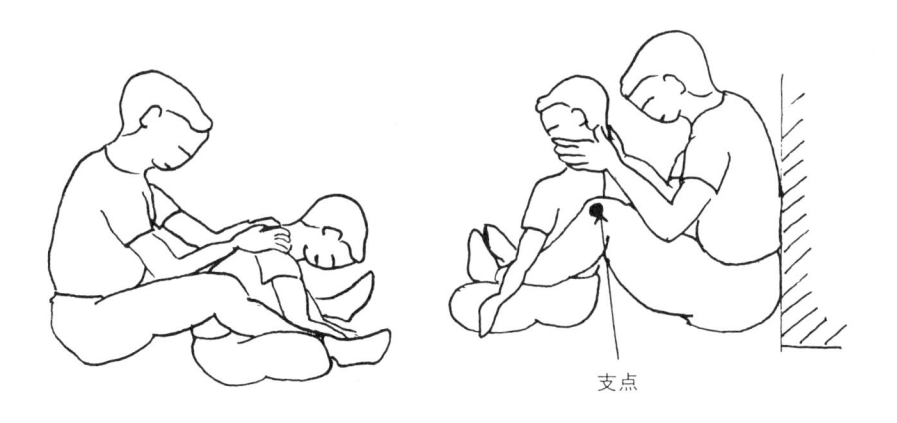

図3　楽座で腰を起こせない　　　　図4　楽座での胸の伸ばし

最初は，頚すじを縮め顎を更に上げようとしたり，胸を伸ばさずに腰を反りかえらせる不適切な動きが多く見られました。そこで，まずリハーサルとして他動的に適切な動きの仕方を行った後に，指導者の誘導する動作と同じ動作が出来るような弱い力を入れさせました。この力は，指導者の与える動作と同じ方向であればよく，実際に身体を動かさなくてもよいわけです。この動作も難しいもので，第1セッションでは完全には出来ませんでした。

②　第2セッション

　ここでは，次のような訓練を行いました。

　○軀幹ひねり動作……前セッションよりも弛緩が得られ，不十分ではあるが肩が床に着くまでの弛緩が得られました。

　○肩の開き動作……前セッションで，ほぼ完全な弛緩が得られ，今回は確認のみで十分でした。

　○腰を起こす動作／1, 2……楽座で，腰が起こせるようになりましたので，腰を落としたり上げたりする練習を行いました。腰を上げる際に，背を反らせる方向に力を入れがちなので，背を反らせるのではなく，頚すじを伸ばしながら上体を引き上げるようなイメージで，力を入れるように指示したところ，うまく出来るとのことでした（図5）。本人は，この姿勢がとれると，肩の緊張が抜けると報告しています。

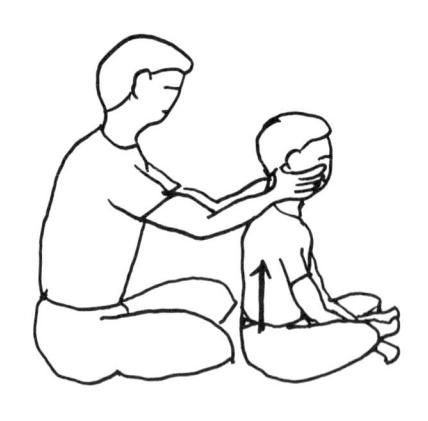

図5　楽座で上体を直に起こす

胸と頚すじを伸ばす力の入れ方は,うまくなりました。そこで,背を丸めた状態と,胸及び頚すじとを伸ばした状態との両者の心理的な相違を尋ねたところ,上体を伸ばした方が楽で,前向きの感じがすると述べました。

○立位動作（→ 144ページ）……立位では,足の踵に力がかかっていると報告しました。そこで,腰をいれる動作の訓練を行いました。最初は腰を動かすことが出来ず,膝から動かしていました。動かせるようになりましたが,完全ではありませんでした。

③ 第3セッション

この時には,軀幹のひねりと肩の弛緩は十分に緩めることが出来ましたので,次のような訓練を行いました。

○すわる姿勢での訓練……楽座で腰が起きるようになっていたので,楽座での腰を起こす動作／2（→ 86ページ）と,胸と頚すじとを伸ばす動作（胸伸ばし動作→ 90ページ）を簡単に行いました。両方とも出来ました。

○立つ姿勢での訓練……立位で腰をいれる動作（立位動作→ 144ページ）は,まだ上手ではありませんでした。そこで,指導者の援助の下に,自分で腰をいれる訓練を行いました。最初は,相当強力な援助が必要でしたが,しばらくすると,力を入れる方向を手で示すだけで自分で適切に力を入れられるようになりました。その結果,立位で,足の裏全体で体重を受ける感じが得られるようになりました。

この姿勢がとれるようになると,本人は,どっしりと踏みしめた感じとともに,上体は極めてリラックスしている感じであると報告しました。

スポーツにおいて選手が自由に動くためには,股,膝,足首をリラックスして立つとともに,両足での安定した立位姿勢からバランスを前後左右に崩しながら,しかも再び安定した姿勢を取りもどす必要があります。この動きを,巧みに出来るようにするには,前後であれ左右であれ,片足で安定して立てることが基本になります。

○脚を折る動作（→ 146ページ）……図6のように,脚を曲げさせました。

この動作の訓練では,往々にして,上体を反らすような力を入れて,誤った脚の曲げ方をしがちです。本人も,最初は,股を伸ばし上体を後ろに傾けていました。そこで,膝を曲げる時に,足の裏での踏みしめ感に注意を集中することに,特に重点を置きました。

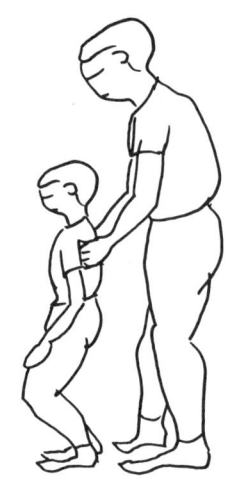

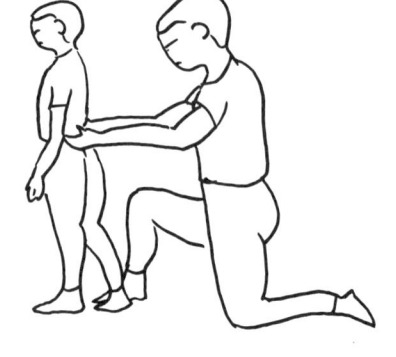

図6　脚を折る動作　　図7　支持脚を軽く伸ばした重心移動動作

○重心の前後移動動作（→　148ページ）……左脚を前にしての重心の移動動作は上手でした。しかし，右脚を前に置き，左後ろから右前への重心の移動では，右足首に突っ張りがあり，しかも，腰が右足に十分に乗らないので，上体がやや右に傾いてしまいました。また，重心移動の速度を上げると，明らかに足首が突っ張って，つま先立ちになってしまうので，バランスを崩し立っていられなくなってしまいました。

　この現象は，本人にも予想外であったらしく，驚いていました。学生でも，トップクラスの選手が，たった一足分だけの重心移動でバランスを崩してしまうなどとは，考えたこともなかったのでありましょう。

　重心移動では，図7のように，支持脚を軽く伸ばしての重心の移動と，支持脚をやや曲げたままでの重心移動との両方を行いました。

　支持脚を軽く伸ばしての重心移動が基本で，やや曲げたままでのものは，応用と考えてよいでしょう。サッカー選手では，脚をやや曲げたままでの重心移動が競技に直接関連すると思われます。

　左後ろから右前への重心移動動作（重心の前後移動動作→　148ページ）の訓練を5回ほど行い，この動作が適切に行えるようになりました。

　この後，室内で腰をいれての立位の姿勢から二，三歩走り，槍を投げる動作を行いました。この際に，腰をやや引いた場合と，腰をいれた場合との両者の

動作の感じの相違に注意させました。彼は，両者の感じは異なり，腰をいれた方が動きが軽いと報告しました。

④　第4セッション

これまでの訓練を確認する意味で，第3セッションと同様の内容を行いました。

左後ろから右前への重心の移動は，うまく出来るようになっていました。

立位でも，重心の移動でも，足の裏での踏みしめ感に注意を払うよう強調しました。また，試技の前に身体に注意を向け，余分な緊張を弛緩するよう注意しました。

⑤　試　合

試合当日，自己新記録を出しました。今までは，試合で練習中の記録さえも出せなかったのが問題でした。しかし，今回は，試合で自己新記録を出すことが出来たので，競技そのものの練習に加えて，実技の練習の基礎として，今回の動作訓練の効果もあったと考えられます。

(4) 試合後の内省報告（今までと異なった点）

①　助走中に，一歩一歩足でグランドを蹴る状態がよく分かった。そのためか，安定した感じがしました。

②　助走中でも，肩などの余分な緊張に気づき，それを抜けるようになったので，記録のばらつきが小さくなりました。

③　スタート前に，肩の緊張に気づいたのでその力を抜いたところ，上がりませんでした。

④　今までは，相手選手のことが気になっていましたが，今回は，自分がどのように投げるか，ということだけが頭に浮かびました。

試合後の内省報告には，①及び②に見られるような運動技能に関する内容と③及び④に見られるような心理的な変化を示す内容とがあります。動作を遂行する際に，自分の動作への気づきが鋭敏化することによって，身体の自己コントロールの際の手がかりが増加し，結果として，動作能力が向上することは，脳性まひの子供の訓練の過程を通じて見い出されたものですが，それと同じ過程がスポーツ選手のトレーニングに見られることが，分かります。

(5) 動作のコントロール，即，心のコントロール

　本事例は，スポーツ選手に動作法を適用した多くの事例の一つですが，その他の各事例においても，このような動作への気づきが鋭くなり，その結果，運動技能が向上しています。この点については，脳性まひの子供の運動技能の向上の過程と質的に同じ経過をたどっています。

　上述の（4）試合後の内省報告の③，④に見られるように，動作の練習をとおして心理的な変化が見られることは興味深いと言えましょう。現在まで，脳性まひや情緒障害の子供の訓練を通じて，動作上の変化とともに，多くの心理的・行動的な変化が見られたことが，極めて多数報告されてきました。しかし，現在，障害のある彼らに，そのような内省が報告出来るほど言語能力の高い者は，ほとんどいません。

　ところが，スポーツ選手に動作法を適用したところ，このような心理的な変化を内省として報告する者が多数いたことは，注目すべきことでしょう。このことは，障害児の訓練を通じて推測していた事柄が，スポーツ選手によって明確にされたことになります。それと同時に，動作の自己コントロールは，単に身体に関わるものではなくて，自分の心にも働きかけているものであることを，十分に理解する必要があります。

　身体を自分でコントロールすることは，実は自分の心をもコントロールしているという事実は，自然科学の観点からすれば，なかなか理解出来難いことですが，このことは，まぎれもない事実なのです。　　　　　　　（星野公夫）

☆用語解説 ─────────────────────────

弛緩動作訓練

　障害児には，ほぼ共通にみられる動作の遂行を妨げる様々な不当緊張（→ 23 ページ）があります。その緊張の出方も慢性的なものであったり，過度なものであったり，低緊張だったりというように，その様相や程度は様々です。
　弛緩動作訓練は，主として動作不自由（→ 23ページ）の根幹をなす不当緊張の軽減・除去を目的としています。単に一時的な弛緩ではなく，障害児自身の努力によってその不当緊張をコントロールし，軽減・除去出来る能力を高めることにあります。弛緩動作訓練の方法として，他動弛緩・追随弛緩・自己弛緩（→ 72ページ）がありますが，障害児の障害の状態に応じて様々な弛緩動作訓練の技法をほどこし，弛緩の体験を通して自己コントロール能力を高めていくことが弛緩動作訓練の大きなねらいになります。　　　　　　　　　　　（長田　実）

☆用語解説 ─────────────────────────

単位動作訓練

　単位動作訓練は，身体の一関節部位を中心とした特定方向への動かし方（緩めと動き）の練習です。一関節部位を曲げる・伸ばすのに必要最低限の力を正確にゆっくりと出させ，更に十分に緩める練習を行うことが大切です。同じ一関節部位ではあっても，方向が異なる場合は，それぞれを一単位動作として扱います。例えば，肘の場合，「曲げる」「伸ばす」は異なる単位動作訓練になるわけです。
　単位動作訓練では，緊張と弛緩との両方向の練習をしますが，緩めて動かすことが主たるねらいです。緩められることと力を入れることは，表裏一体の関係にあります。したがって，単位動作訓練は，緩める動きと力を入れる動きとのバランスのとり方を整える練習です。　　　　　　　　　　　　　　　（長田　実）

☆用語解説

基本動作訓練

　日常生活では，体を起こす，廊下を歩く，茶碗を持つ，挨拶の言葉を言うなど，様々な動作が行われています。このような生活上の目的をもった動作をすべて訓練することは出来ません。また，そのような目的動作をくり返し練習させることは，子供の不当な緊張（→　23ページ）を高めて動作を不自由にしてしまいます。動作法においては，目的動作を訓練の対象にせず，より多くの目的動作の改善につながるような動作を，訓練のモデルパターン（→　25ページ）としています。それが，基本動作と呼ばれるもので，立位・歩行，書字，発声・発語の三つがこれに当たります。ただし，これは，立つこと，歩くこと，書くこと，話すことだけをねらっているわけではありません。各部位の関連した動かし方を訓練することが大切なねらいです。

　　　　　　　　　　　　　　　　　　　　　　　　　　　　　（長田　実）

☆事項解説

タテ系動作訓練

　タテ系動作訓練は，自分の身体を重力に対応させ，真っ直ぐの姿勢をとる訓練です。そのねらいは，子供にあぐら座位や膝立ち，片膝立ち，立位などのタテの姿勢をとらせることによって，改めて重力を感じさせ，それに負けないように自分の身体に適切な力を入れさせて，より能動的な身体の操作の感じを体験をさせるのです。その際，あぐら座位の場合，両方の尻で床を踏みしめる感じや倒れないように自分で踏ん張る感じを体験させることが大切です。

　この訓練によって，正しい姿勢保持動作の獲得やバランス動作の獲得，立位動作や歩行動作の改善などの効果があります。更に身体軸の確立に伴い，前後，左右の感覚や遠近の感覚が明確になり，空間関係の認知が促進される効果があります。また，注意集中が高まったり，外界に対する能動的な態度が形成されて，環境への係わりが活発になるという効果があります。　　（今野義孝）

☆事項解説

腕上げ動作訓練

　腕上げ動作訓練は，子供に腕－肩の不当緊張（→　23ページ）を緩めさせ，指導者と一緒にゆっくりと腕を動かすことによって，衝動を自分でコントロールし，指導者と気持を合わせる体験をさせることをねらっています。

　まず子供を仰向けに床に寝かせ，指導者は，子供が肩に間違った力を入れないように肩を脚で軽く押さえ，子供の肘と手首を持ってゆっくりと真上まで腕を上げていきます。途中で子供が，間違った力を入れたら腕の動きを止め，その力に気づかせ，その力を緩めたら再びゆっくりと動かしていきます。

　この訓練は，不安による緊張や衝動的な傾向の強い自閉症や多動の子供の情緒の安定を図り，望ましい対人行動を形成させる効果があります。また，注意の集中力の向上や衝動のコントロールの向上，それにこだわり行動の改善や自傷行動の改善などにも効果があります。　　　　　　　　　（今野義孝）

あとがき

　私たちが,「脳性まひ児の養護・訓練——動作訓練の実際——」を編集して公にしたのは,昭和51年7月のことでした。その後,早いもので十数年が経過し,その間,特殊教育諸学校（現・特別支援学校）の学習指導要領が再度改訂されたので,同書もそれに伴う部分の増補を加えて版を重ねること10回に及んでおり,編者として嬉しく思う次第です。

　当時としてはかなり苦心をして,言葉によって技法の内容を伝える努力をしました。そのころ,私たちは,図や絵・写真で訓練法の形を示して説明することに,疑問をもっていました。確かに,動作法には訓練のモデルパターンとしての,型があります。訓練に習熟するためには,この「型より入りて,型より出る」ことが大切です。ところが,図や写真などで型を示すと,ともすると型にとらわれて型に止まってしまい,子供抜きで型を当てはめるだけの訓練になってしまいがちです。訓練法を人に指導する場合にも,そのあたりの主旨を言葉で伝えようとするのですが,的確に伝えることはなかなか難しいもので,いつも苦労をしているところです。一方,言葉だけでなく,写真や絵を使ってみると,基になる型は明確に見てもらえるのですが,今度は,それから抜けられない場合が多く,まさに子供を型にはめて指導をしているといった事態を招きかねないようです。何れにも一長一短があると言うべきでしょう。

　しかし,同書を出版して数年を経たころから,続編をまとめたらどうか,とのお誘いを慶應通信編集部の桑原克己氏からいただいたのを機会に,続編については,技法を中心にしたものにして,前述の問題点をなんとか解決してみようと考えました。そこで,訓練のモデルパターンの連続する過程の要点の部分部分を取り出して示すことで,なんとか流れをつかんで理解してもらうことは出来ないものか,と考えたこともありました。更に,同じ趣旨の本の編集・執筆を他の版元からもお勧めを受けたこともあって,まずは桑原氏のご配慮に応ずるのが第一と考え,これに早く着手しようと思いながらも,編者が二人とも多忙にまぎれて延び延びとなってしまいました。

　他方,最近になって,動作法が広い範囲の対象に適用されるまでに発展して

きたこともあって，技術が磨かれ，かなり高度な技法を使いこなすようになりました。一頃に比べて，動作法に興味をもつ人たちも非常に増えて，研修会が各地で開催されています。しかし，研修会では，比較的単純で分かりやすい初歩的な技法は抜きにして，現在私たちが用いている，かなり高度な，しかも複雑な技法を教えられ，十分に中身を理解しきらずに使おうとしている人たちも見受けられます。高度な技法を教わる機会はあっても，初歩的，基礎的な技法を教わる機会は，確かに少ないのが現状です。

そこで，このような現状から本書の企画を急ぐ必要に迫られ，その話し合いには，大野・村田に，星野公夫・今野義孝・宮﨑昭の3氏に加わってもらい，十数回の協議を重ねました。その結果，本書には，この技法を使えば，動作法が非常に理解されやすくなると思われるものをモデルパターンとして選定しました。ここに収載したもののうち，初歩的な技法が，現在では何の役にも立たないかのような印象をもっている人たちもいるようですが，決してそのようなことはありません。初歩的で簡単な技法も，今日，十分に役に立っています。技法の練習は，まず，初心者でも練習が可能で，効果があるものから始めることが大切であると言えます。

本書の計画が具体化してからも，構想がなかなか進まず，2年余の年月が過ぎてしまいました。その間，十分に検討の時間を与えていただき，構想の練り上がるのを辛抱強く待っていただいた，編集部の桑原克己氏に対して，深く感謝を申し上げる次第です。また，200点を超える挿絵（図）は，元筑波大学附属桐が丘養護学校教諭の高橋晃氏に作成していただいたもので，同氏には何度も描き直していただくなど，多大のご助力をいただきました。なお，特に，宮﨑昭氏には編集の補佐として，多大のご協力をいただき，こうして，なんとか刊行にこぎつけることが出来ました。このように，高橋・宮﨑の両氏のご協力がなければ，正直に言って本書も日の目を見ることが難しかったことを思い，両氏のご尽力に対して心から感謝申し上げるものです。

なお，動作法について習熟するために，本書と併せて活用していただきたい文献を次ページに紹介しておきます。

［参考文献］

　大野清志・村田茂編著『脳性まひ児の養護・訓練——動作訓練の実際——』1976　慶應義塾大学出版会

　成瀬悟策編著『障害児のための動作法——自閉する心を開く——』1984　東京書籍

　成瀬悟策著『動作訓練の理論——脳性マヒ児のために——』1985　誠信書房

　今野義孝著『障害児の発達を促す動作法』1990　学苑社

　村田茂監修　宮﨑昭・早坂方志編著『動作訓練入門——養護学校現場でどう生かすか——』　1993　日本肢体不自由児協会

　　平成5年5月

　　　　　　　　　　　　　　　　　　　　　　　　　　大　野　清　志

　　　　　　　　　　　　　　　　　　　　　　　　　　村　田　　　茂

動作法ハンドブック・基礎編
――初心者のための技法入門――

1993年7月25日　初版発行
2003年5月20日　改訂版第1刷発行
2021年9月30日　改訂版第6刷発行

編　者―――――大野清志・村田　茂
発行者―――――依田俊之
発行所―――――慶應義塾大学出版会株式会社
　　　　　　　　郵便番号 108-8346　東京都港区三田 2-19-30
　　　　　　　　TEL〔編集部〕03-3451-0931
　　　　　　　〔営業部〕03-3451-3584〈ご注文〉
　　　　　　　　〔　〃　〕03-3451-6926
　　　　　　　　FAX〔営業部〕03-3451-3122
　　　　　　　　振替 00190-8-155497
　　　　　　　　https://www.keio-up.co.jp/
装丁―――――本永惠子（装丁画　岡本浩二）
印刷・製本――株式会社太平印刷社
カバー印刷――株式会社太平印刷社

　　　　　©2003 Shigeru Murata, Kiyoshi Ohno, Yoshitaka Konno, Minoru Nagata,
　　　　　Kimio Hoshino, Akira Miyazaki
　　　　　Printed in Japan　ISBN4-7664-0977-9

慶應義塾大学出版会

動作法ハンドブック 応用編
行動問題、心の健康、スポーツへの技法適用

大野清志・村田茂 監修

脳性まひのある子どもの動作改善のために開発された「動作法」を、行動問題の改善やスポーツ技能の向上などに応用した技法書。脳性まひ児だけでなく、一般の人が健康な日常生活を過ごすために効果のある動作法を紹介。

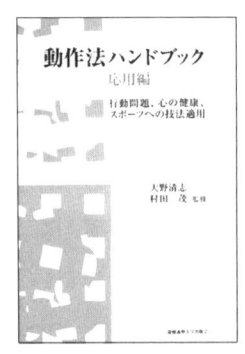

A5判／並製／308頁
ISBN 978-4-7664-0978-9
定価3,300円（本体 3,000円）
2003年5月刊行

◆主要目次◆
はじめに
I.動作法適用の発展
II.障害者の行動改善
　○訓練姿勢／○腕と手の訓練／
　○上体と膝立ち動作の訓練／○立つ動作の訓練
III.心理的問題の改善
　○上体の訓練／○腕と肩の訓練／○立つ動作の訓練／
　○重心移動の訓練
IV.運動・スポーツ技能の向上
　○腰を動かす訓練／○上体を伸ばす訓練／
　○立つ動作の訓練／○躯幹の訓練
V.日常動作の向上
　○上体の訓練／○肩と腕の訓練／○腰の訓練／
　○立つ動作の訓練／○口まわりの訓練
VI.心理的健康の保持・増進
　○頸と肩の訓練／○躯幹の訓練／○腰の訓練／
　○脚の訓練
VII.動作法適用の参考事例
あとがき